汉竹编著●健康爱家系列

# 中老年人这样用药

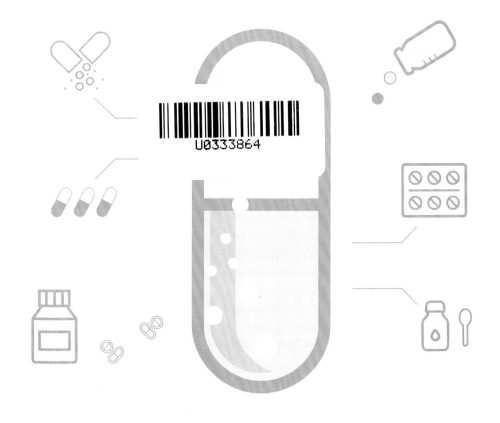

U0333864

鲁翔 主编

江苏凤凰科学技术出版社

全国百佳图书出版单位

·南京·

# 序言

　　中老年人常常药不离手，但其中，60%的人不知道酒后服药有致死的危险；50%的人不知道用茶水服药，会阻碍人体对药物的吸收；50%的人不知道，服药后立即卧床，可能引发食管溃疡；更有很大一部分人不按医嘱服药，随意增减剂量，甚至停药……

　　根据近40年的临床工作经验，我深知中老年人对药物的认识和使用存在太多误区，导致小毛病好不彻底，大毛病忽好忽坏。作为一院之长，我也深感中老年人用药科普的重要性和紧迫性。

　　于是，我率团队历时两年多完成这本书的写作，几经打磨，只为将专业名词、前沿理论，用老百姓看得懂的文字表达出来。

　　本书的目的是将大多数中老年人常有的用药误区讲清楚：药不是越贵越好，中药不一定比西药安全，进口药也并不一定比国产药效果好……另外，本书还普及了"三高"、痛风、冠心病、脑卒中、骨质疏松、消化系统疾病、肺部疾病等中老年人群高发疾病的用药知识，教老百姓把钱花在刀刃上，用适合的药，发挥更好的疗效。

　　这里我还要特别提醒广大患者，药不是万能的，改变饮食及生活习惯才是预防与治疗疾病的第一步。愿大家都能在这本书的帮助下，拥有好身体和好心情，与健康常相伴。

鲁翔

2020年12月

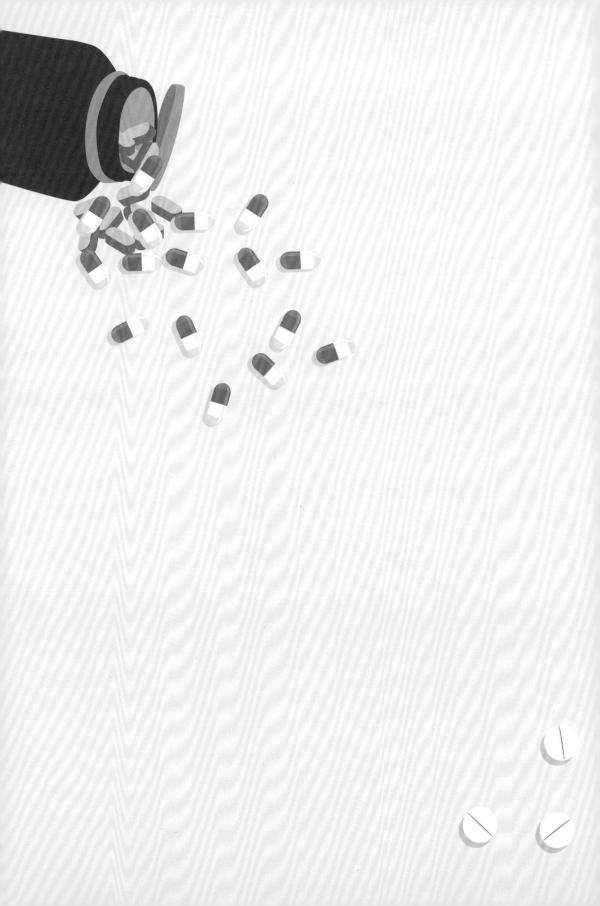

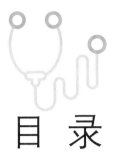

# 目　录

## 第二讲

### 三高：
### 盲目停药很危险

## 第三讲

### 痛风：
### 饮食调理与用药双管齐下

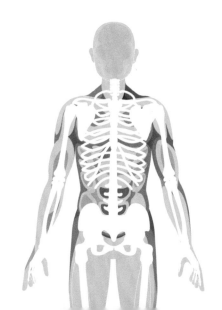

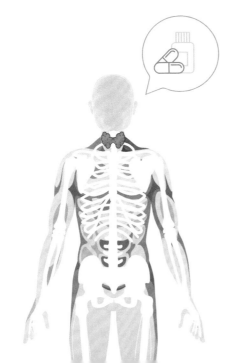

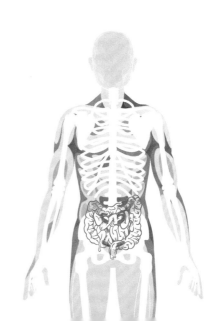

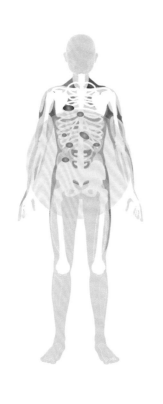

**第六讲**

## 贫血与营养不良：
## 食物多样，要吃肉

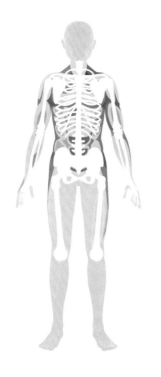

**第七讲**

## 骨质疏松：
## 绝经期女性患病率高

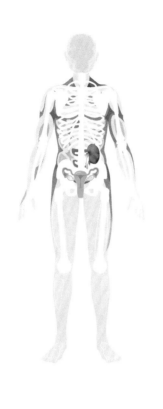

## 第八讲

### 前列腺增生与尿失禁：
### 老年人的尴尬与烦恼

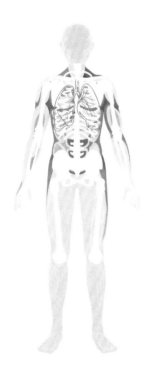

## 第九讲

### 肺部疾病：
### 戒烟是关键

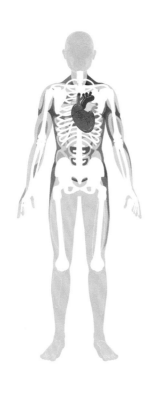

## 第十讲

### 冠心病与心力衰竭：
### 用药要及时

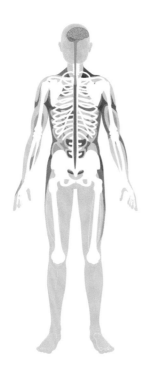

## 第十一讲

### 脑卒中：
### 时间就是生命

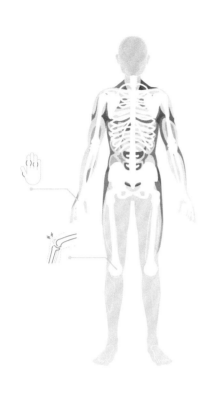

## 第十二讲

# 帕金森病：
## 药物治疗是首选

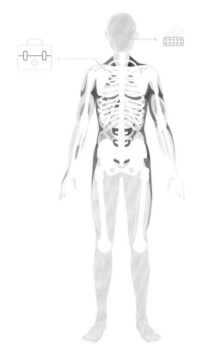

## 第十三讲

# 居家常备药，
## 使用别大意

## 第十四讲

# 好心情和好睡眠是天然"良药"

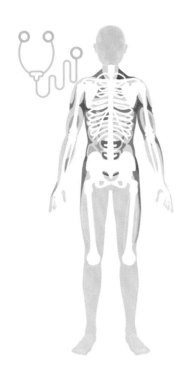

## 附录

# 中老年人
# 不知道的用药常识

# "是药三分毒"吗

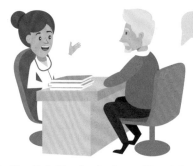

"上次开的药都吃了吧?"

"医生,我没有全吃,想着是药三分毒,所以吃了一半。"

## 药物的"毒"多来自用药不当

这里的"毒"可以理解为药物的毒副作用,指服用药物后出现的不良反应。药物的作用包括治疗作用和不良反应,药物的作用都是通过一定的机制来实现的。即使一些理论上来讲没有副作用的药物,剂量不合适时,也会产生一些不良影响。

**不当用药**

过量过久用链霉素、庆大霉素等 ——————→ 耳鸣、耳聋等

使用血管扩张性降压药 ——————→ 头痛、面部潮红等

**不良反应**

胰岛素打多了 ——————→ 低血糖

胰岛素打少了 ——————→ 血糖控制不佳

## 副作用一般停药后就会消失

药物不良反应包括副作用(副反应)、毒性反应、后遗效应、变态反应等。根据预测反应程度不同,结合病情需要,用药时会有不同的决策。

副作用一般都比较轻微,可以忍受,医生用药时可以设法纠正或者消除。如果症状轻微、身体能承受,停药后副作用就会完全消失。所以,即使没有办法预防或者消除,考虑病情需要,仍可以放心使用。常用的感冒药,一般的抗生素、胃肠药、降脂药、降压药等大多都会有些副作用,但使用前听清医嘱,了解用量、用法及注意事项,就不需要过度担心。

> 指停药后血药浓度已降至阈浓度(能引起药物效应的最小浓度)以下时残存的药理效应。

> 也称过敏反应,指因用药而引发的免疫反应。致敏物质可能是药物本身,可能是其代谢物,也可能是药剂中杂质。常见于过敏体质患者。

## 毒性反应大的药物都有严格使用规范

对于毒性反应大的药物，一定是病情必需，比如说针对肿瘤的化疗、放疗药，是为了遏制肿瘤生长，延长生命，才迫不得已使用的。这些能够预知的毒性反应，并不是完全没有办法减轻或者预防，使用某些化疗药物前的水化、保护胃黏膜、刺激骨髓造血等措施就是为了对抗药物的膀胱毒性、胃出血、骨髓抑制等毒副作用。

毒性反应大的药物都有严格的剂量、用法、疗程规范，不得随意更改。如果患者对某一种药物实在无法承受，可以咨询医生后减量或更换其他药物。

## 毒副作用真实存在，老年人到底怎么吃

在老年人用药方面，尤其是"三高"等慢性病患者，只要病情稳定，就随意减药、停药，这种做法是万万不可取的。其实，成熟的上市药物的说明书都很长，说明科学家已经把这种药物的作用和不良反应研究得很细。专业的医生或药师，会对一些副作用采取预防或者应对措施，把副作用降到最低、治疗效果提到最优。

如果疾病不能自愈，且对身体造成很大的损害，药物治疗能够有效治愈或者控制疾病，那么承担一些能够承受或者停药后就会消失的不良反应，这样的"毒"是值得的。

"是药三分毒"讲的是正确看待药物，不能过度担忧而因噎废食，也不能全盘否定而掉以轻心，最关键的是要听医生、药师的专业指导。对药物的"毒性"要客观、量化地去评估，不可闻"毒"色变，一刀切成"有毒"和"无毒"两个非此即彼的状态。脱离病情需要、药物剂量去谈毒性，对治病没有积极意义。

# 如何正确购买和使用非处方药

生活中我们会发现：有些药可以在药店甚至超市购买，有些药却必须提供医生的处方才能拿到，这其实就是处方药和非处方药的区分。

非处方药，是指不需要凭医生开具的处方，由患者自行判断、购买和使用的药物，简称OTC药物。非处方药大多应用广泛、适应证明确、不良反应少、使用安全，但如果错误使用，同样会带来负面作用。选购和使用非处方药，应注意以下问题。

## 查看药物说明书

选用药物，需仔细阅读说明书，确定适应证与患者症状相对应。使用前，要注意用药时间和剂量，并关注药品不良反应和注意事项，如布洛芬等解热镇痛药对胃肠道有刺激，应在饭时或饭后服用。如果自己不确定时，可咨询医生或药师。

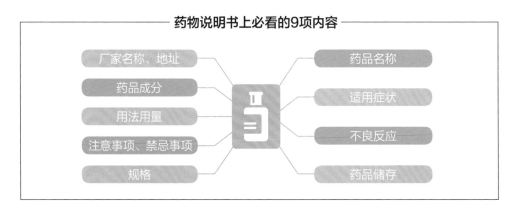

药物说明书上必看的9项内容

厂家名称、地址　药品成分　用法用量　注意事项、禁忌事项　规格
药品名称　适用症状　不良反应　药品储存

## 选用有国家标识的非处方药

非处方药包括甲类和乙类非处方药，标志分别为红色、绿色"OTC"标志。有绿色"OTC"标志的乙类非处方药，安全性更高。

**OTC**
甲类非处方药
须在药店执业药师或医生的指导下购买和使用。

**OTC**
乙类非处方药
安全性更高，无需执业药师或医生的指导就可以购买和使用。

【生产日期】
【有效期】

## 检查有效期

药品外包装上印有生产日期、有效期等信息，购买和使用前需要仔细检查，过期药品和保存不当的药品，不可使用。

## 避免重复用药

有些患者为了让病好得快一些，选用多个品种的药物，或随意增加用药剂量等，这些不当措施可能会导致药品不良反应的发生。比如用于治疗糖尿病的降糖宁片，如果与西药格列本脲一起服用，很容易引起低血糖反应。

## 注意特殊情况

有些药物会导致乏力、嗜睡，比如抗过敏类的药物，用药后需注意休息。对高空作业、重体力劳动者和驾驶员来说，使用这类药物要尤其慎重。

购买药物前，患者应根据症状，明确自己到底患的是什么病，或者向药店执业医师咨询。当不能正确判断时，应去医院检查，以免延误治疗。

## 索取购药凭证

购买药品后应开具发票，写清药品信息并妥善保存，以便遇到问题时有据可查。

# 中药比西药安全吗

如今,"中医养生"理念在社会上受到大力推崇,"阴阳平衡""天人合一""形神共养"等中医理论逐渐深入人心。相比西药,大家会认为中药治病更安全,毒副作用较小,逐渐形成了一种"中药比西药更安全"的误区。

## 有些中药本身就是毒药

中药区别于人工合成的西药,多数来源于天然的动植物、矿物,其中很多就是我们平常生活中可以直接食用的,所以从心理上自然会产生一种安全感。然而中药中还有一些本身就具有毒性的药物,例如砒霜、马钱子、朱砂等。很多患者主观意识里的"中药"还只是停留在养生保健的药食两用品上,对中药品种缺乏全面的认识。

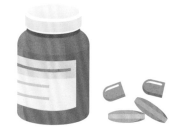

## 中药作用相对缓和,容易给人造成错觉

中药作用相对缓和,会给人一种慢慢调理的错觉,让患者认为不良反应也会相对较少,因而可以长期使用。然而对于"中药比西药安全"这一问题,并不能简单地一概而论。

事实上,中医药是完全不同于西医药的体系,无论是对药物性质的认识还是药物作用的方式都有很大不同。中药在中医理论的指导下,其临床使用讲究辨证论治、合理组方、一人一方、随症加减。从药材的产地、保存、炮制到临床的使用,都会影响到用药安全。

## 中药的药材产地及工艺很关键

中药由于品种繁多、产地多样，很难统一质量标准。尽管是同一品种的中药材，但是否为道地药材，以及采收时间和方式都有很大的讲究。同时，中药材的加工炮制工艺是否规范、贮藏条件是否达标也直接影响到中药的质量，并最终决定着临床的药效及安全性。

## 中药配伍使用可缓解毒性

中药配伍讲究"君臣佐使""十八反十九畏"原则。中药需通过合理的配伍，达到抑毒减毒的效果。附子虽是"回阳救逆"的第一重要药，但药效猛烈，当与甘草、蜂蜜等甘润药物相配伍，可减缓其毒性而用于临床，如四逆汤、甘草附子汤等。

## 使用剂量必须根据病情而定

许多中药具有一定的毒性，必须在特定的剂量下使用方可减小其毒性，如"细辛有小毒，单用为末，不可过半钱匕"；另外，服用中药所致肝脏损伤的病例不在少数。中药成分较复杂，人体代谢过程及不同药物之间的作用机制也尚不明确，长期不合理服用中药，会加剧肝脏负担，严重的还会导致肝功能衰竭、肝硬化的发生。

无论是中药还是西药，都有一定的毒副作用，我们应正确对待药品的毒性。如何将药品毒性减小到人体安全可承受范围之内是我们在使用药物时需特别关注的。

## 中草药的过敏反应不可忽视

可致敏的中草药已有100多种，其中某些成分作为抗原进入人体后可能会诱发多种免疫系统疾病，因此，患者应注意自己的过敏史，及时调整用药方案。

# 是不是进口药比国产药好

目前，临床用药按照价格分为三个档次：进口原研药最贵，中外合资厂生产的药品次之，国内药厂生产的较便宜。依照大众的购买心理，很多人认为便宜没好货，以及进口的就是好的。其实，这些看法都很片面，究竟进口药好还是国产药好，应具体分析。

## 进口药价格高于国产药是因为其前期投入更多

在世界范围内首次研制出的新药称为原研药，我们所说的进口药大多属于原研药，其研发过程耗费大量的时间、人力、财力，所以其售价很高。而仿制药在成分、疗效、剂型等方面与原研药相似，但研发成本相对较低，能较大程度减轻医疗负担，提高药品可及性。

## 多数国产药的质量仍值得信赖

国际型医药大企业是医药市场的领跑者，但近些年国内药品生产企业不断引进新技术，逐渐采用国际医药企业的质量标准。尽管有些国产药的原料、辅料及配比、制备工艺等还不能够与进口药完全一致，但不可否认，很多国产药与进口药在药物代谢、药理作用、生物利用度、临床疗效等多项指标上差异已不大。

## 药物剂型对用药疗效、用药体验影响较大

认为进口药药效更好，很多时候并非做了同种药物同种剂型之间的比较，比如国产普通片剂每天服用3次能够稳定控制病情，而进口缓释片剂每天服用1次也同样能够维持稳定的血药浓度。后者能更稳定、更快捷地达到稳定血药浓度和维持治疗效果，应归功于缓释片剂型的工艺，先进的剂型可以保证药物有效成分的稳定性、提高用药依从性、减轻毒副作用等。

## 使用进口药要考虑药物的适应性

此外，患者可能有到国外就医用药的情况，但是因为存在种族、体格、药物敏感性等方面的差异，未在中国上市销售的药物对国人未必都是适合的。因此，出国就医买药，需要考虑药物适应情况。

# 居家药品如何保管

为了用药方便，越来越多的家庭会储备一些常用药品，如退烧药、感冒药、止咳药、伤口紧急处理药品等，药品的合理贮藏是保障药品质量的必要措施，同时也是防止误服误用的有效手段。那么家居药品保管应注意哪些问题呢?

### 固定贮藏药品的专用药箱或抽屉

家居常用药品不能随意摆放，应准备专门的药箱，放置于固定的地方，便于在出现紧急情况时使用药物。

### 分类存放

药箱内药品应分类存放，内服和外用药分开存放，这样可以避免误服。药品说明书不能与该药分开，合理使用标签帮助分类，标签上应注明药物名称、剂量、有效期等信息。同时要注意，家庭用的消毒、灭蚊、灭蟑、灭鼠的药禁止放在家庭药箱内。

### 药品应在特定条件下保存

药品的贮藏要根据说明书的要求严格执行。家居药品贮藏的地方应当干净卫生，因为潮湿、微生物、暴晒等都会导致药品变性，不利于人体健康。易潮解的药品应放在密闭容器里；光照易分解的药品应放在棕色瓶中保存；需低温（2~10℃）保存的药品，应放在冰箱冷藏，比如益生菌。需要特别注意的是：止咳糖浆、感冒糖浆等开瓶后一般不需要放入冰箱内，只要在室温下保存即可。因为大部分液体制剂在过低的温度下，可能会降低药物的溶解度，导致药品浓度与原先标注的不符。

### 定期检查药品，注意有效期

药品归置好后，需要定期查看药品是否超过有效期或发生变质，一般半年检查一次。对于过期药品和信息不全的药品应当废弃；对于变形、变色、发霉的药品应及时丢弃，防止误用。

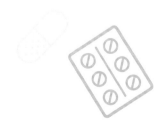

# 按照要求贮藏药品

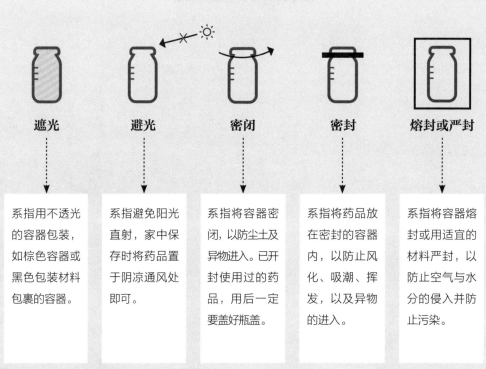

**遮光**

系指用不透光的容器包装，如棕色容器或黑色包装材料包裹的容器。

**避光**

系指避免阳光直射，家中保存时将药品置于阴凉通风处即可。

**密闭**

系指将容器密闭，以防尘土及异物进入。已开封使用过的药品，用后一定要盖好瓶盖。

**密封**

系指将药品放在密封的容器内，以防止风化、吸潮、挥发，以及异物的进入。

**熔封或严封**

系指将容器熔封或用适宜的材料严封，以防止空气与水分的侵入并防止污染。

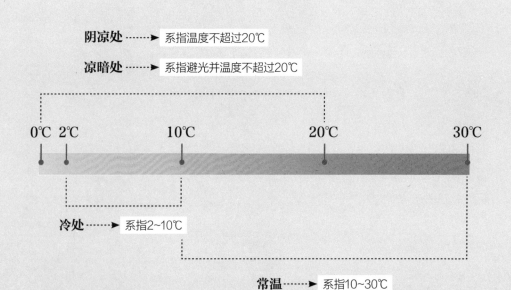

**阴凉处** ····→ 系指温度不超过20℃

**凉暗处** ····→ 系指避光并温度不超过20℃

0℃ 2℃      10℃      20℃      30℃

**冷处** ····→ 系指2~10℃

**常温** ····→ 系指10~30℃

# 这样做，保证服药定时定量

在医院经常听到这样的对话，"医生，您上次给我开的那个药，我老是忘记吃，我下次是不是就要吃两倍啊？""您服药后出现任何问题，都应该及时跟我沟通，这样我才能根据具体情况来调整治疗方案，避免耽误您的疾病治疗。"

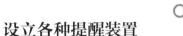

## 利用分类药盒提醒吃药

需要长期服药的慢性病老年患者，可以养成使用分类药盒的习惯。一般分类药盒里面有7个小格子，正好可以装一周的药量。每一个小格子存放当天服用的药物，患者平时可以随身携带，这样吃到哪个小格子就知道那天吃没吃药了。还可以把药箱放置在固定且显眼的位置上，每次路过的时候就可以看到，时刻提醒自己不要忘记吃药。

## 制作表格，贴到墙上提醒自己

制作一张表格，把药物名称、用药时间和每天服用的次数，都写在表格上。每次服用后在上面打上"√"做上记号，这种方法比较适合老年人。还可以把用药表格贴到经常路过的墙上，提醒自己不要忘记吃药。

## 设立各种提醒装置

患者可以与身边亲属进行沟通，让其督促自己按时服药，帮助养成定时用药的习惯。也可以借用现代科技分装药物和提醒用药，或者设定电子闹钟、手机闹钟，提醒服药。定时做好服药日记或病情记录，将药物按照不同颜色、大小进行分装，有利于用药习惯的养成。

## 与医生建立信任、长久合作关系

医生的治疗建议患者不可能全部记得，如果有疑问最好增加就医频率，常去看医生可以有效提高用药效果，有益于疾病的治疗。

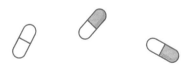

# 服药期间应讲究"忌口"

在日常工作与生活中，我们往往只关注到所患疾病以及所用药物的适应证，而忽视了药物与食物之间的相互作用，这也是用药不合理的一个因素。药物疗效会受到食物和机体生理状况的影响，因此，服药期间应讲究"忌口"。那么生活中哪些常见的饮食会影响药物发挥作用呢？

## ——— 饮食习惯对药物的具体影响 ———

| 饮食习惯 | 具体饮食举例 | 具体影响举例 |
| --- | --- | --- |
| 高糖饮食 | 蜂蜜、麦芽糖、枣、饼干及含糖高的馅类食品等 | ① 能减缓退热药物的吸收速度<br>② 使用激素时应低糖饮食<br>③ 服用健胃药及患高甘油三酯血症者应限制食用甜食，以免发生消化不良、动脉粥样硬化、血脂升高等 |
| 高脂肪饮食 | 蛋黄、动物内脏、油炸食品、奶油制品等 | ① 促进灰黄霉素和其他脂溶性药物的吸收，如脂溶性维生素、抗生素类<br>② 阻碍铁剂的吸收 |
| 高蛋白饮食 | 花生、鸡肉、牛肉、脱脂奶粉、牛奶等 | ① 阻碍左旋多巴、甲基多巴等药物的吸收<br>② 加速氨茶碱代谢，降低其疗效 |

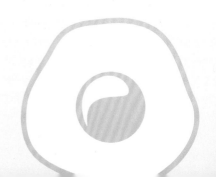

| 饮食习惯 | 具体饮食举例 | 具体影响举例 |
| --- | --- | --- |
| 多矿物质、多微量元素饮食 | 高钙食物：牛奶、奶制品、黄豆等<br>高钾食物：土豆、香菜、海带、紫菜、橘子等 | ① 高钙、高磷、高镁饮食影响四环素类抗生素、阿仑膦酸钠、环丙沙星、红霉素等药物吸收<br>② 进食钙含量高的食物，易增加强心苷（作用于心脏，加强心肌收缩力的药物）对心脏的毒性反应<br>③ 进食咸菜、腌鱼等高钠食物，可降低利尿药和降压药的疗效<br>④ 高钾食物与噻嗪类利尿药合用可增强药物疗效、降低药物的不良反应，但若与氨苯蝶啶、安体舒通等无排钾作用的药物共同服用，可能会引起高钾血症<br>⑤ 味精中含有谷氨酸钠，大量谷氨酸钠可以引起碱血症、低血钾等急性中毒现象，而苯妥英钠可促进味精中的谷氨酸钠迅速吸收，引起毒性反应发生 |
| 含维生素K丰富的食物 | 动物肝脏、菠菜、香菜等 | 影响华法林的抗凝效果 |
| 酒精 | 白酒、黄酒、葡萄酒等 | ① 与降压药、利尿剂同用，易引起体位性低血压和休克<br>② 与头孢菌素类抗生素同用，可产生双硫仑样反应，表现为头痛、心悸、出汗、恶心、呕吐等症状 |
| 茶水 | 红茶、绿茶等 | ① 阻碍铁剂的吸收<br>② 降低强心类药物（如地高辛）的疗效 |
| 奶制品 | 牛奶、酸奶等 | ① 降低抗生素类药物活性<br>② 阻碍铁剂的吸收 |
| 果汁 | 西柚汁、葡萄柚汁等 | ① 抑制肠道药物代谢酶的作用，使血药浓度升高<br>② 西柚汁可使环孢素等免疫抑制剂的血药浓度增加，增大毒性 |

# 用药也讲究时间吗

许多患者经常会有这样的疑问：医生让餐前吃的药，我餐后才想起来，还要不要补上呢？忘记吃药，想起来的时候再补上，会不会影响疗效呢？

一天中，人体的生理机能、激素分泌等都会不断地变化。比如，高血压患者的血压大多在上午9~11时和下午4~6时升高明显，若早晨忘记服药，到下午再补充服用，或者"什么时候想起来再服用"，都不能较好地控制血压。而有一些药物餐前服用或者餐后服用，药物疗效也会有较大的差别，比如降糖药和胃黏膜保护药等。

多数药物不受时间的影响，我们将影响较大的常用药物，按照最佳服用时间进行分类。

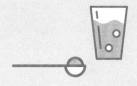

———————————— 适宜在清晨服用的药物 ————————————

| 药物分类 | 代表药物 | 适用原因 |
| --- | --- | --- |
| **用于免疫性疾病的糖皮质激素类药物** | 泼尼松、甲泼尼松、地塞米松等 | 人体内激素的分泌高峰在上午7~8时，此时服用可降低药物对人体的毒副作用，并且减少对肾上腺皮质功能的影响 |
| **长效每日1次服用的降压药物** | 氨氯地平、贝那普利、缬沙坦等 | 人的血压在白天出现两次高值，分别是上午9~11时和下午4~6时，但在夜间血压又会出现较低值。因此，每天服用1次的缓释、控释降压药多在清晨服用<br><br>注：有的高血压患者情况特殊，其血压值不呈典型的两高一低，则需要根据具体情况调整用药 |

| 药物分类 | 代表药物 | 适用原因 |
|---|---|---|
| 抗心绞痛药 | 单硝酸异山梨酯等 | 心绞痛发作的高峰为上午6~12时，故心绞痛患者最好在晨起时尽快服药<br>注：有一些药物起效平缓，因此，用于慢性稳定性心绞痛的治疗时，应在晚上临睡前服药 |
| 抗抑郁药 | 氟西汀、帕罗西汀等 | 抑郁症有在清晨较重的特点，所以清晨用药疗效最好 |

## 适宜饭前空腹服用的药物

| 药物分类 | 代表药物 | 适用原因 |
|---|---|---|
| 部分降糖药 | 胰岛素促分泌剂中的磺脲类如甲苯磺丁脲等，格列奈类如格列齐特、格列吡嗪、格列喹酮等；胰岛素增敏剂如罗格列酮、吡格列酮等 | 人体血糖浓度一般在进食后1小时左右达到最高峰，糖尿病患者进餐后血糖值更高，因此，降糖药物宜饭前15~30分钟服用 |
| 胃黏膜保护药 | 氢氧化铝或复方制剂等 | 胃黏膜保护药能附着于胃壁，形成一层保护屏障，应于饭前服用 |
| 促胃动力药 | 多潘立酮、莫沙比利等 | 餐前服用有利于促进胃蠕动和胃排空 |

# 偏方"治"病忌盲目

"医生，听说铁树、半枝莲、红豆杉、蛤蟆是祖传秘方，能抗肿瘤，我能不能吃？"看病的时候，经常有患者拿着民间或网上的各种偏方、秘方过来咨询。也有患者放弃原来效果很不错的治疗，跑去吃偏方治病。中老年患者更易相信所谓的偏方、秘方，来说几个案例。

**案例①**

今年50多岁的陈女士，她和家族里的很多人都患有糖尿病。听家里人说了一种"土方"，用一种植物的叶子泡水喝，可以医治糖尿病，于是她在家找了个花盆，种了一棵，每天摘两三片叶子用来泡水喝。一个多月过去了，她糖尿病的症状非但没有减轻，还出现了恶心、食欲差、肚子胀、疲劳等症状，到医院检查后发现，转氨酶升高了20倍，医生诊断为药物性肝损伤。

**案例②**

曾经一位肝癌患者经过正规治疗，恢复得很好，但后来听信某位"神医"说能够治愈他的疾病，就跑去吃了一个月的偏方，结果整个人变得面黄肌瘦，回来重新检查，患者的黄疸指数很高，肿瘤出现肺转移，还有大量的胸腔积液。那副方子居然有80多味中药，而且几乎都是有毒的中药。所以，"偏方、秘方能治大病"其实是一个很大的误区。若盲目使用，轻者贻误病情，重者致残致死，患者一定不能掉以轻心。

**案例③**

68岁的某艺术学院陈教授，因结肠癌去世。陈教授查出结肠癌的时候已经是晚期，发生了转移，无法通过手术治愈。于是家人们决定寻求"偏方"治疗，先后在两位没有执业医师资格证的"神医"处进行治疗。第一个"神医"的偏方直接把该教授送进了重症监护室。病情好转后，陈教授重新开始接受另一个"神医"的偏方和饥饿治疗，结果情况急转直下，进医院后发现部分器官已经衰竭，不到一个星期就去世了。

很多中医界的专家们介绍说，偏方害人不浅，他们经常会遇到不少使用偏方无效的患者前来就医，而就诊时这些患者的病情大多已经被延误了。比如，有一种偏方是鱼胆能治某些顽疾（如眼疾、咳嗽、哮喘、高血压、慢性支气管炎等）。于是，不少人会吞服生鱼胆，殊不知，鱼胆胆汁内所含氢氰酸的毒性很大，无论生吞、煮熟或泡酒，其有毒成分都不会被破坏，若食用，结果可想而知。因此，患者要牢记"偏方治病忌盲目"。

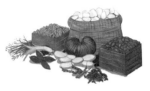

## 第一，接受正规的治疗

相当一部分的民间偏方在人们的口传和手抄过程中，往往以讹传讹，将药名、成分、制法、用法、用量等搞错，加上药材本身也存在鱼龙混杂的情况，所以患者一定要去正规医院、接受正规的治疗。

## 第二，"因病制宜"是关键

中医的精髓是"辨证施治"，所以可以肯定地讲"中医无偏方"，没有一副方子适合所有的患者，没有一副方子能解决任何问题。尤其是肿瘤患者，如放疗期间，不适合大量"以毒攻毒"的中药，而是以"养阴清热"为主；化疗期间则偏重"补益脾肾"；放化疗结束后，处于稳定期的患者，在"扶正"的基础上，可以运用抗肿瘤的中药，以预防转移复发。

## 第三，注意有无配伍禁忌

要注意偏方中的药物或食品与其他药物有无配伍禁忌或增加毒性等问题。如糖尿病患者服用优降糖，则忌人参、甘草，它们之间可能产生拮抗作用，降低降糖药的疗效。

# 不要盲目相信保健品

保健品市场虚假宣传现象严重，产品质量并非完全可靠，有时甚至存在非法添加西药的情况。这类"保健品"在短时间内效果明显，但是存在很大的安全隐患。除此之外，保健品市场还存在推销手段不规范、市场混乱等现象。对于保健品，中老年人千万要避免走进以下3个误区。

## 误区①
### 保健品可以替代药品

保健品对身体的保健作用尚定位于调理和预防方面，不能代替药物的治疗功能。不少中老年人生了病不是去医院，而是选择购买大量保健品。不仅耗费金钱，更可能延误病情，对身体造成伤害。

## 误区②
### 多吃保健品有益健康

保健品的功能主要是针对人群亚健康状态，目的是缓解、调节、改善人体处于疾病前期的状态。保健品不是药品，但是有毒副作用，使用时应按照剂量，合理服用，有节制地服用。

## 误区③
### 把保健品当饭吃

保健品只是对营养成分的一种补充，并不能满足人体全部的营养需求。蔬菜、水果等日常食物是单纯的保健品所无法替代的。定量服用保健品，容易使人忽视从正常饮食中摄取营养，从长远看对健康不利。

## 拿到保健品先查批号

选用保健品应根据自身情况咨询医生，谨遵医嘱合理选用；另外，子女应加大对老年人的关注，防止老年人上当受骗；仔细阅读说明书，认准保健食品标志，到国家食品药品监督管理局网站上查询保健食品批准文号，以防买到假冒伪劣产品。

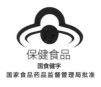

保健食品
国食健字
国家食品药品监督管理局批准

# 老年人的身体状态会影响药物疗效

　　随着年龄的增长，中老年人的生理功能、代谢等方面都会发生一定的变化，各器官会形成老化及功能减退的趋势，所以药物在体内的吸收、分布、代谢、排泄等过程均有改变，从而最终影响到药物的疗效。

### 消化功能退化影响药物的吸收

　　老年人的消化道系统有胃肠道蠕动减慢、张力降低、胃酸分泌减少、胃排空时间增加，以及肠道血供减少等特点，最终会导致口服药物吸收减少、疗效降低。另外，很多药物可以引起胃肠道副作用，如恶心、腹胀、便秘等。因此，老年人用药应合理把握时间和剂量，减少不良反应的发生。

### 老年人脂肪比例大，
### 用药易出现不良反应

　　随着年龄的增长，老年人体内的水分和肌肉组织逐渐减少，脂肪比例相对增加，这就会引起脂溶性药物的分布容积增大，容易在脂肪组织内蓄积，导致药物作用时间延长。另外，老年人血浆白蛋白含量减少，导致游离状态的药物浓度增加，药物作用增强，易出现不良反应。

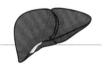

### 肝脏功能退化，药物代谢慢

　　肝脏是药物代谢的主要器官，很多药物都是在肝脏经肝微粒体药物代谢酶作用后，再经肾脏排泄的。老年人功能性肝粒细胞的数量减少，肝微粒体药物代谢酶的活性降低，肝血流量减少，使得药物代谢减慢，因此药物半衰期延长，且易造成药物蓄积，导致药理作用和毒性加剧。

### 肾脏功能减退，药物排泄时间长

　　药物排泄是指药物在体内经吸收、分布、代谢后，排出体外的过程。肾是药物排泄最主要的器官，老年人肾的结构和功能都会发生改变，经肾排泄的药物在体内的消除延缓、排泄时间延长，用药不当，容易造成蓄积中毒。因此，老年人在使用经肾排泄的药物时均应相应减少用量。

# 如何避免药物滥用

随着人们对自身健康越来越重视，不免有很多人治病心切，常自作主张，滥用药物，不但没有起到治疗作用，反而带来一些严重后果。例如，滥用抗生素类药物会导致细菌耐药性的发生，一旦再次感染，普通抗生素就不能控制疾病。人们对于卫生知识的局限认识是引起药物滥用的主要原因，所以，应加强卫生知识的普及，避免滥用药物。

## 不要偏信广告

广告是人们了解药物的一种重要途径，许多人患病后，不是积极就医，而是按照广告说明对应于自己的病情症状。殊不知，许多广告存在夸大药物功效的成分，并且广告所传播的药物知识非常有限，不可盲目听信。

## 不要盲目使用精神类药物

麻醉药物和精神类药物滥用容易让人产生依赖性，对个人、家庭及社会均会带来严重危害。麻醉药物包括阿片类、可卡因、大麻等；精神类药物包括镇静催眠药、中枢兴奋剂及致幻剂等，目前，镇静催眠药滥用已非常普遍。如非必须，应尽量不用此类药物；必须用到时，需要遵循医嘱。

## 不要盲目使用别人推荐的药

医药市场上有许多药物促销现象，包括药店促销、销售人员引导，甚至长期服药病友的推荐等，但被推荐的药物可能并

不是最适合的药物，即使熟人推荐，也应细致地调查了解，向医生咨询后再决定是否用药。

## 不要单纯依赖经验用药

许多患者对医学知识、药物应用有一定的了解，或者是利用"久病成医"的经验来选择药物。医学及药学知识贯穿了很多的学科，非专业人士了解的内容也有一定的限制，从而忽略了药物应用的禁忌证、副作用以及合用其他药物的注意事项等。

## 不要盲目使用新药

医药市场的发展催生了许多类型的新药，有些可能是商家打着新药的幌子吸引患者。当然也不乏治疗罕见病或重大疾病的新药上市，但这些新药并不一定就是最好的或者最适合的。新药的研究、上市以及对上市后不良反应的跟踪等有待进一步研究。因此，患者不可仅仅因为是新药就选择某种药物进行治疗。

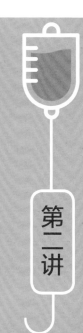

# 三高：
# 盲目停药很危险

# 中老年人要重视"三高"

随着社会的发展和科学技术的进步，我们的食物越来越丰富，体力劳动越来越轻，这对我们来说原本是极大的福音。但与此同时，过多的食物摄入和过少的体力劳动也带来了许多问题。这些年来，很多慢性非传染性疾病，如高血压、高血糖、高脂血症的发病率逐年升高。

## 高血压

首先，我们得知道血压是指动脉内流动的血液对血管壁的压力，那么再去理解高血压就很容易了，即这个压力超过了正常的水平。

收缩压（俗称高压）是指心脏收缩，血液从心室流入动脉时，血液对动脉的压力；舒张压（俗称低压）是指心室舒张，动脉血管弹性回缩时，血液对动脉的压力。具体的高血压诊断标准和分级见下表。如果一个人3次不同时间的血压测量值均≥140/90毫米汞柱，医学上即可诊断其患了高血压。

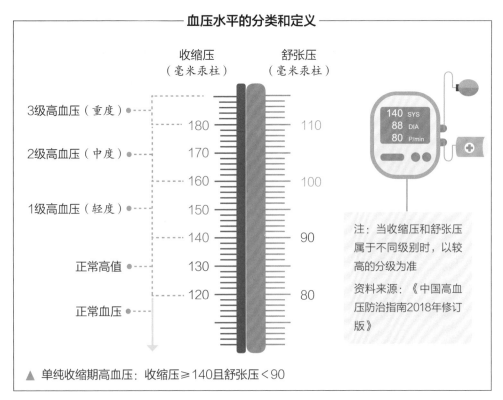

血压水平的分类和定义

| | 收缩压（毫米汞柱） | 舒张压（毫米汞柱） |
|---|---|---|
| 3级高血压（重度） | 180 | 110 |
| 2级高血压（中度） | 170 | |
| | 160 | 100 |
| 1级高血压（轻度） | 150 | |
| | 140 | 90 |
| 正常高值 | 130 | |
| | 120 | 80 |
| 正常血压 | | |

注：当收缩压和舒张压属于不同级别时，以较高的分级为准

资料来源：《中国高血压防治指南2018年修订版》

▲ 单纯收缩期高血压：收缩压≥140且舒张压＜90

# 高血糖

高血糖是由胰岛素分泌缺陷或（和）胰岛β细胞受损引起的。血糖升高虽然是糖尿病的主要判断标准，但并不代表高血糖就是糖尿病。过度兴奋、过度体力活动、发热、感染、大出血、创伤、手术、麻醉等，都有可能造成应激激素增多、糖耐量下降、血糖飙升等暂时性的血糖变化。诊断糖尿病需要参考以下3点。

① 糖尿病的典型症状（3多1少）+随机血糖≥11.1毫摩尔/升。

② 空腹血糖≥7.0毫摩尔/升。

③ 糖耐量试验的餐后2小时血糖≥11.1毫摩尔/升。

## 糖尿病的分类

①1型糖尿病病因至今不明，好发于儿童期，也可能发生在一生中任何年龄阶段
②占糖尿病总数5%~10%，因为必须使用胰岛素，所以又称胰岛素依赖型糖尿病
③起病通常较急，多饮、多尿、多食、体重减轻等症状明显

**2型糖尿病**

①遗传倾向比较明显，好发于成年人，但近年来有年轻化趋势
②占糖尿病总数90%左右
③早期依靠控制饮食或加用口服降糖药物可控制病情

**特殊类型糖尿病**

指由明确病因引起的糖尿病，如：
①胰腺疾病造成胰岛素无法合成
②由于其他内分泌原因引起对抗胰岛素的激素分泌太多
③一些罕见的遗传性疾病引起的继发性糖尿病
④药物或化学品所引起的继发性糖尿病

①妊娠过程中出现的任何程度的糖耐量异常
②大部分患者分娩后糖耐量恢复正常
③病情严重与否直接影响胎儿的健康，可引起流产、早产、胎死宫内、巨大儿等
④有60%的妊娠期糖尿病患者，可能在分娩后15年内发生糖尿病，以2型糖尿病为主

# 高脂血症

大多数血脂异常的人并无异常表现，通过体检抽血化验才能发现。一般血脂检查包括：总胆固醇（TC）、低密度脂蛋白胆固醇（LDL-C）、高密度脂蛋白胆固醇（HDL-C）、甘油三酯（TG）。

## 血脂异常的临床分型

| 分型 | TC | TG | HDL-C |
|------|------|------|------|
| 高胆固醇血症 | 增高 ↑ | / | / |
| 高甘油三酯血症 | / | 增高 ↑ | / |
| 混合型高脂血症 | 增高 ↑ | 增高 ↑ | / |
| 低高密度脂蛋白胆固醇血症 | / | / | 降低 ↓ |

## 血脂合适水平和异常分层标准[毫摩尔/升（毫克/分升）]

| 血脂水平 | TC | LDL-C | HDL-C | 非HDL-C | TG |
|------|------|------|------|------|------|
| 理想水平 | / | <2.6（100） | / | <3.4（130） | / |
| 合适范围 | <5.2（200） | <3.4（130） | / | <4.1（160） | <1.7（150） |
| 边缘升高 | ≥5.2（200）且<6.2（240） | ≥3.4（130）且<4.1（160） | / | ≥4.1（160）且<4.9（190） | ≥1.7（150）且<2.3（200） |
| 升高 | ≥6.2（240） | ≥4.1（160） | / | ≥4.9（190） | ≥2.3（200） |
| 降低 | <1.0（40） | | | | |

# 常用的降压药物

在进行药物降压之前，我们有必要先了解一下几大类常用降压药物。

## ——— 常用降压药的分类及适用人群 ———

| 药物分类 | 代表药物 | 适用人群 | 联合应用 |
|---|---|---|---|
| 利尿剂 | 强效（袢利尿剂）：呋塞米、托拉塞米；中效（噻嗪类）：氢氯噻嗪、吲达帕胺；弱效：氨苯蝶啶、阿米洛利、醛固酮等 | 高盐摄入人群的高血压、肥胖人群高血压、老年高血压、难治性高血压、单纯收缩期高血压、高血压合并心衰等 | 利尿剂+血管紧张素Ⅱ受体阻滞剂（ARB）：可以增加药物疗效，降低不良反应 利尿剂+血管紧张素Ⅱ受体阻滞剂+钙离子通道拮抗剂：基本上能很好地控制常见的高血压 |
| 钙离子通道拮抗剂 | 长效二氢吡啶类：硝苯地平、氨氯地平、左旋氨氯地平、非洛地平等 | 心绞痛、周围血管病、老年高血压、收缩期高血压以及糖耐量减低 | 钙离子通道拮抗剂+利尿剂：有减轻水钠潴留、水肿的作用 |
| β受体阻滞剂 | 美托洛尔、比索洛尔、卡维地洛等 | 高血压伴快速型心律失常、冠心病、主动脉夹层、慢性心衰、交感神经活性增高（如焦虑、紧张等精神压力增加）以及高循环动力状态（如甲状腺功能亢进）的患者应优先使用 | β受体阻滞剂+钙离子通道拮抗剂：有减轻面色潮红、心率加快等交感神经兴奋的作用 |

| 药物分类 | 代表药物 | 适用人群 | 联合应用 |
|---|---|---|---|
| 血管紧张素转换酶抑制剂（ACEI） | 卡托普利、依那普利、贝那普利、培哚普利等 | 心脏、肾脏靶器官*受损的高血压患者、伴发糖尿病患者、高脂血症患者 | 血管紧张素转换酶抑制剂+钙离子通道拮抗剂：优势互补，强强联合 |
| 血管紧张素Ⅱ受体阻滞剂 | 氯沙坦、缬沙坦、替米沙坦、坎地沙坦等 | 高血压合并左室肥厚、心功能不全、心房颤动、糖尿病肾病、代谢综合征及对ACEI不耐受的患者 | 血管紧张素Ⅱ受体阻滞剂+钙离子通道拮抗剂：优势互补，对许多难治性和继发性高血压有很好的控制作用 |
| α受体阻滞剂 | 哌唑嗪、特拉唑嗪、多沙唑嗪等 | 高血压伴前列腺增生者以及难治性高血压联合用药 | / |

*靶器官：某一疾病或某一药物所影响或针对的器官。这里心脏、肾脏就是高血压的靶器官。

# 不同降压药的不良反应和禁忌证

有的高血压患者会反映药不管用、吃完浑身不舒服等问题，那是因为服用降压药也有一些禁忌。患者应该对降压药有所了解，一来能消除更多的顾虑，二来也能及时注意并发现降压药可能带来的一些反应，做到心中有数，防患于未然。

———————— 不同降压药的不良反应和禁忌证 ————————

| 药物分类 | 不良反应 | 禁忌证 |
|---|---|---|
| 利尿剂 | 低钾血症、高钙血症、高尿酸血症、性功能障碍等 | 低钾血症、低钠、低血压、痛风、前列腺增生、肾衰 |
| 钙离子通道拮抗剂 | 头痛、心悸、面部潮红、夜间排尿次数增多、眼睑及踝部水肿等 | 偏头痛 |
| β 受体阻滞剂 | 心率过慢、诱发哮喘、四肢无力、血脂升高、降低人对低血糖的反应 | 支气管痉挛性哮喘、症状性低血压、心动过缓或二度II型以上房室传导阻滞、心力衰竭伴显著性钠滞留需要大量利尿 |
| 血管紧张素转换酶抑制剂 | 干咳、血管性水肿、低血压、肾功能损害、高钾血症等 | 老慢支、干咳、双侧肾动脉狭窄或单侧肾动脉狭窄合并高钾血症或严重肾衰竭。因有致畸危险，妊娠、哺乳期患者禁用 |
| 血管紧张素 II 受体阻滞剂 | 晕眩、头痛、高钾血症等 | 基本与血管紧张素转换酶抑制剂相同 |
| α 受体阻滞剂 | 体位性低血压、心慌、鼻塞、恶心、呕吐、腹痛、嗜睡、乏力等 | 冠心病、胃炎、胃溃疡、肾功能不全等 |

# 不同降压药服用时间不同

既然高血压药物有那么多种类，那么不同的降压药其服用时间上又有什么讲究呢？首先，让我们先来了解一下正常机体一天的血压波动情况。

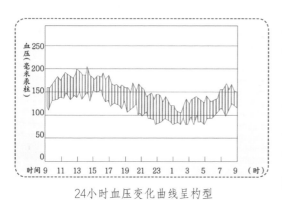

24小时血压变化曲线呈杓型

## 正常人24小时血压：昼高夜低，两峰一谷

一般来说，正常人的24小时血压波动有两个峰值，一个是早晨起床，一个是下午，其中以早晨起床时血压升高最明显。双峰一谷的曲线呈长柄勺型，所以正常血压也称为杓型血压。

## 根据血压波动确定服药时间

高血压患者最好做一个24小时血压监测，根据血压波动情况确定服药时间，一般选择在高峰前1~2小时服药。患者可以在一天中选择4个时间点，每6个小时测量一次血压，连续测量3天，就能够大致掌握自己血压波动的情况，由此可以推断出恰当的服药时间。在用药期间遇到任何疑问，患者一定要及时就诊。

## 先吃饭还是先吃药

大多数降压药物不受饮食影响，但有少数降压药物，如钙离子通道拮抗剂中的维拉帕米，如果空腹服用容易引起胃部不适，故适合餐后服用。血管紧张素转换酶抑制剂中，短效药卡托普利口服吸收会受食物影响，餐后服用吸收效果差，故建议餐前1小时服用。

### 不同时效降压药的服药频率和时间

| 时效 | 服药频率 | 服药时间 |
|------|----------|----------|
| 长效 | 每日1次 | 上午7时左右 |
| 中效 | 每日2次 | 上午7时左右，下午5~6时 |
| 短效 | 每日3次 | 上午7时左右，中午12时和下午5~6时 |

# 降压药需要定期换吗

首先，服用降压药物的目的是将血压控制在正常范围，进而减少长期血压升高所带来的心脑肾及血管等靶器官的损害，最终降低患者死亡率，提高生存质量。那么只要患者血压控制情况稳定，那就无需更换降压药物。有的患者会认为长期服用一种降压药物可能会产生耐药性，有研究表明，长期服用同一种降压药不会产生"耐药性"，相反，有可能使人体产生对药物的"耐受性"。换言之，长期服用某一种降压药物，只要患者血压控制情况稳定，并不会使患者机体对药物的反应性降低，同时还能增加患者机体对药物的反应性，减轻药物带来的副作用。

# 漏服降压药怎么办

无论降压药是长效还是短效的，如果漏服，应在记起时立即服用。但如果时间已接近下一次用药时间，则不要再服用，应重新按平常的规律用药，切勿一次使用双倍的剂量。

# 降压药最忌讳吃吃停停

许多高血压患者经过药物治疗后，其血压有所下降，出于年龄、经济等诸多原因，自行减少甚至停用降压药物，导致血压反弹性地急剧升高，造成脑出血、心脏骤停等严重后果。同时，血压的急剧波动也会造成血管壁的损害，使血管壁通透性加大，或者脂质沉淀使血管硬化甚至形成斑块，堵塞血管。如果堵塞发生在冠状动脉处，就形成冠心病、心肌梗死；发生在大脑处就形成中风、脑梗死；发生在肾动脉就形成肾动脉狭窄、肾衰竭。所以，高血压患者即使血压正常也必须规律用药，切忌停药。任何的药物调整必须在医生的专业指导下进行。

# 开始用药物治疗糖尿病的最佳时间

有不少糖尿病患者，因为自己没有症状而不接受已经患上糖尿病的事实，对体检结果不予理睬，生活中不加以关注及监测，下意识地拖延治疗，这是非常不可取的。

糖尿病对身体的危害主要是损伤神经、血管，以及组织器官。而且，血糖波动越大，对身体的损害就越大。所以糖尿病患者如果不及时开始治疗，会导致血糖控制不佳，进而增加远期并发症的发生及发展。

## 1型糖尿病，只要确诊就需要用药

一旦发现自己血糖高，首先需要对糖尿病有一个正确的认识，并到正规医院寻求医生的帮助及治疗。在确诊时，医生会先判断是否存在胰岛素分泌不足，并对糖尿病进行分型。对1型糖尿病患者来说，因胰岛素分泌不足，一确诊就需要注射胰岛素。

## 糖化血红蛋白值决定开始用药时间

### ①

2型糖尿病患者,如果经过3个月的生活方式调整，糖化血红蛋白值仍＞6.5%，需开始使用降糖药物干预。

### ②

老年糖尿病患者在饮食和运动治疗的基础上糖化血红蛋白值＞7.0%，可单药或联合应用降糖药物治疗，根据患者胰岛素水平、肥胖程度及血糖波动的特点，将糖化血红蛋白控制到＜7.0%。

### ③

联合2种以上口服降糖药治疗后糖化血红蛋白值仍＞7.0%，可以开始胰岛素治疗。但对饮食控制差、肥胖、自身胰岛素分泌水平不低的患者不宜过早应用胰岛素，需先严格生活方式管理并减轻体重。

# 口服药还是注射胰岛素，一定要听医生的

降糖药可分为口服药物和注射制剂，医生需要根据患者的具体情况确定选用哪种降糖药物。很多人觉得胰岛素不能用，怕有依赖，其实这是错误的观念。糖尿病可以分为1型糖尿病、2型糖尿病、特殊类型糖尿病和妊娠期糖尿病。不同类型的糖尿病发病机制不同，治疗方案也不同。

## 口服药不适用于1型糖尿病患者

口服降糖药是通过改善胰岛素敏感性、促进胰岛素分泌、延缓胃肠吸收等方面降低血糖的，适用于胰岛素分泌能力下降或者存在胰岛素抵抗的情况，即2型糖尿病患者。而对于胰岛素分泌绝对缺乏的1型糖尿病是不适用的。

## 通过糖化血红蛋白值确定选用口服药还是注射胰岛素

对于无症状、新诊断的2型糖尿病患者（一般通过体检发现高血糖），在没有禁忌证的情况下，可依据糖化血红蛋白值，确定选用口服药还是注射胰岛素。

糖化血红蛋白值接近目标水平时，建议把二甲双胍作为首选治疗药物，同时进行生活方式的指导；对于糖化血红蛋白值明显高于目标值的无症状患者，仍建议首选二甲双胍，胰岛素可作为备选；对于糖化血红蛋白值>9.5%，空腹血糖>13.9毫摩尔/升，随机血糖>16.7毫摩尔/升，需首选胰岛素治疗（早期使用胰岛素强化治疗，保护胰岛 $\beta$ 细胞）。

所以，在确诊糖尿病后，到底选择口服药还是注射胰岛素，一定要到医院检查，听医生的专业意见。

## 只能应用胰岛素进行治疗的情况

即将分娩的高血糖孕妇。

难以区分1型糖尿病还是2型糖尿病的患者。

存在糖尿病酮症、高血糖高渗状态、感染等急性并发症、体重减轻等情况时。

通过手术摘除胰腺的患者。

即将接受手术的高血糖患者。

对口服药物过敏或失效，有严重胃肠疾病不能耐受的患者。

存在严重的肝功能障碍或肾脏病变的患者。

# 常用的降糖药物

针对糖尿病发病的各个环节，现阶段，很多方便有效的药物只要应用得当，就能发挥其最大的优点和效果，维持血糖的稳定。

---------- 常用降糖药的分类及适用人群 ----------

| 药物分类 | 代表药物 | 适用人群 | 联合应用 |
|---|---|---|---|
| 双胍类 | 二甲双胍 | 所有的2型糖尿病患者，特别是超重及肥胖者 | 二甲双胍+胰岛素：体重增加明显减少 |
| 磺脲类 | 格列本脲（优降糖、消渴丸）、格列吡嗪（优哒灵、美吡达、迪沙、瑞易宁）、格列齐特（达美康）、格列喹酮（糖适平）、格列美脲（亚莫利）等 | 尚保留部分胰岛功能的2型糖尿病患者 | 磺脲类+胰岛素：效果不及胰岛素联合二甲双胍，体重增加明显 短效磺脲类药物+二甲双胍：对于糖化血红蛋白接近目标值的患者，用短效磺脲类引起的低血糖发生率更低 |
| 格列奈类 | 那格列奈（唐力）、瑞格列奈（诺和龙、孚来迪）等 | 胰腺有一定分泌功能的患者 | 格列奈类+二甲双胍：可安全地用于慢性肾功能不全患者 |
| 噻唑烷二酮类 | 吡格列酮（艾可拓）、罗格列酮（文迪亚、爱能、维戈罗） | 较肥胖（尤其是腹型肥胖）、胰岛素抵抗较严重的2型糖尿病患者 | 噻唑烷二酮类+胰岛素：较单用胰岛素治疗，血糖控制更好，但会增加心衰发生率 |

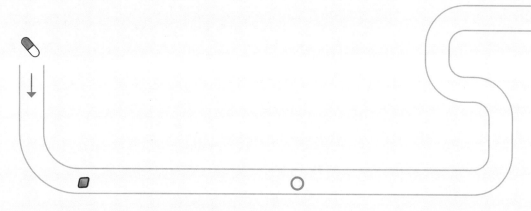

续表

| 药物分类 | 代表药物 | 适用人群 | 联合应用 |
|---|---|---|---|
| α-糖苷酶抑制剂 | 阿卡波糖、伏格列波糖 | 以碳水化合物为主食、餐后血糖升高较明显的2型糖尿病患者 | α-糖苷酶抑制剂＋二甲双胍：更好地控制餐后血糖，但胃肠道胀气及其他胃肠道不适会相应增加 |
| 二肽基肽酶-4（DPP-4）抑制剂 | 西格列汀、沙格列汀、利格列汀、维格列汀 | 2型糖尿病患者 | 二肽基肽酶-4抑制剂＋二甲双胍：让血糖更稳定 |
| 钠-葡萄糖共转运蛋白2（SGLT-2）抑制剂 | 达格列净、恩格列净、卡格列净等 | 肥胖且伴有高血压的2型糖尿病患者 | 恩格列净＋二甲双胍：可保护心血管 |
| 胰高血糖素样肽-1（GLP-1）受体激动剂 | 利拉鲁肽 | 适用于单用二甲双胍或磺脲类药物可耐受剂量治疗后血糖仍控制不佳的患者 | 胰高血糖素样肽-1受体激动剂＋胰岛素：安全、有效，低血糖风险低，价格昂贵 |

# 不同降糖药的服药时间和禁忌证

降糖药服药时间对血糖影响很大，各类降糖药的服药时间因其作用机制不同而不同，糖尿病患者如果随意服用，不仅达不到好的降糖效果，还可能出现低血糖等不良反应。

## 不同降糖药的服药时间和禁忌证

| 药物分类 | 服药时间 | 禁忌证及不良反应 |
| --- | --- | --- |
| 双胍类 | 餐中或餐后服用 | 肝功能异常、肾功能不全、心衰、肺气肿、肺心病者不推荐服用此类药物 |
| 磺脲类 | 饭前半小时服用 | 不适用于1型糖尿病和病程较长、病情较重的2型糖尿病患者，妊娠及哺乳期患者，或有严重的急、慢性并发症的患者，或处于严重感染、手术、创伤等应激状态的患者 |
| 格列奈类 | 在餐前即刻服用，进餐时服药，不进餐不服药，如果额外进餐，则需额外服药 | 禁用于1型糖尿病、胰岛功能完全衰竭的2型糖尿病患者，妊娠或哺乳期患者，12岁以下儿童患者，有严重肝损害及酮症酸中毒的糖尿病患者 |
| 噻唑烷二酮类 | 餐前、餐后服用均可 | 心衰及肺水肿患者忌用，用药后出现心功能不全症状者须立即停用，活动性肝病、转氨酶升高超过正常上限2.5倍、严重骨质疏松和骨折病史的患者禁用 |
| $\alpha$-糖苷酶抑制剂 | 进餐时随第一口饭嚼碎同服 | 严重酮症、糖尿病昏迷、严重感染或创伤、孕妇、哺乳期患者及儿童患者、对$\alpha$-糖苷酶抑制剂过敏者禁用 |
| 二肽基肽酶-4抑制剂 | 每天口服1次，不受进餐影响 | 总体不良反应发生率低 |
| 钠-葡萄糖共转运蛋白2抑制剂 | 每日服药1次，与进餐无关 | 可能出现头痛、超敏反应、肝酶升高、上呼吸道感染、胰腺炎等不良反应 |

# 胰岛素降糖安全有效，不要有偏见

胰岛素治疗是模拟正常人胰岛素分泌特点进行给药的。人进餐时开始分泌的胰岛素叫作"餐时胰岛素"，是专门对付因进餐引起的血糖升高；另外，在任何时刻体内都会有少量胰岛素分泌，叫作"基础胰岛素"。糖尿病就是因为胰岛素缺乏或者胰岛素作用效率明显下降造成的。因此，用胰岛素治疗的时候就设法让胰岛素制剂作用时间尽量模拟"基础胰岛素"或"餐时胰岛素"，这样就发展出了许多种胰岛素制剂。

## 胰岛素按作用时间可分为5大类

### ① 超短效胰岛素

目前常用制剂包括门冬胰岛素和赖脯胰岛素。其特点是吸收速度快，起效迅速，作用持续时间短。所以它的作用主要是用来代替"餐时胰岛素"，能更加有效地控制餐后血糖。需要注意的是，用药10分钟内必须进食，否则会出现低血糖。

### ② 短效胰岛素

即一般常规胰岛素，属于目前最常用的剂型。主要作用也是用来代替"餐时胰岛素"的，一般30分钟内起效，作用持续时间大约8小时。一般需要餐前30分钟皮下注射。其缺点是餐前30分钟用药不易把握，血糖波动较大。

### ③ 中效胰岛素

中效胰岛素最常见的制剂是低精蛋白锌胰岛素，是用来替代"基础胰岛素"的。中效胰岛素最常用于胰岛素强化治疗方案中的睡前给药，以控制空腹血糖。其缺点是有峰值而易于产生夜间低血糖，往往需要睡前加餐。

### ④ 长效胰岛素

常见制剂为精蛋白锌胰岛素，也用于替代"基础胰岛素"。其优点是使用方便，维持时间长，能减少注射次数，减少糖尿病患者注射胰岛素的痛苦。但缺点是药效不稳定，另外，国内使用的均为猪胰岛素制剂，目前应用较少。

### ⑤ 预混胰岛素

由超短效或短效胰岛素与中效胰岛素按一定比例预先混合而成，短效成分可快速降餐后血糖，中效部分缓慢持续释放，起到代替基础胰岛素的作用。其优点是使用方便，注射次数相对少，缺点则包括了短效和中效胰岛素的所有不足。而且，由于是预混，所以必须配合更为固定的生活方式，否则易出现低血糖。

# 在家如何注射胰岛素

糖尿病是一种终身性疾病，不过正确使用胰岛素就可以让血糖得到良好的控制，所以很多糖尿病患者需要自己在家注射胰岛素。但是你真的会正确注射胰岛素吗？这些要点你注意过吗？

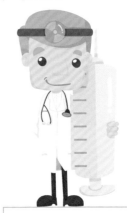

## 用酒精消毒，一定要等皮肤干了再注射

注射前先洗手，然后用酒精湿润医用棉签，分别给注射部位和药瓶的橡皮膜消毒。一定要等到酒精彻底挥发之后再进行注射，以免影响药效。不可用碘酒消毒，碘会降低胰岛素的效果。

## 胰岛素要注意混匀

所有外观浑浊的胰岛素，如各种预混胰岛素，不管是瓶装还是预充笔型制剂，都需要在注射前通过翻转或水平滚动的方法进行充分混匀。混合后应立即注射，以防药物被污染或失效。

## 注射前，注射器要充分排气

注射器排气的方法是：针尖朝上轻轻推动注射键，直到有一滴饱满的药液挂在针尖上。如果排气不充分，会导致注入药量不准，影响血糖达标。

## 注射后，停留10秒再拔针

药液推完后停留10秒再拔出针头，以保证药液全部吸收。不管使用注射器还是胰岛素笔，注射后针头都应在皮下停留至少10秒。这是因为所有的胰岛素注射液通过那么细的针头进入皮下都需要一定的时间。用完的针头要及时拔除废弃，不可二次使用。

## 注射部位选择与轮换

最适合胰岛素注射的部位是腹部、大腿外侧、上臂外侧和臀部。大多数患者注射在腹部，方便且吸收均匀。注射部位要轮换：每天注射要小轮换，两次注射点相距最好是1厘米；每周注射大轮换，如腹部、上臂、大腿等部位轮换，也可同一部位对称轮换，如左右侧腹部、左右上臂等。

# 长期口服降糖药，监测血糖很重要

糖尿病患者一般需终身用药。那么，得了糖尿病，用上降糖药就万事大吉了吗？当然不是。在患者病程的不同时期，医生会根据每个患者的临床特点，制订不同的降糖方案，在配合医生长期服药的同时，糖尿病患者还需要坚持监测自己的血糖变化，以便及时调整用药。

## 监测血糖，及时发现危险信号

吃上降糖药，患者依然要定期监测血糖，将血糖稳定地控制在目标范围内。如果血糖控制不理想，就要进一步寻找原因。

### 饮食不控制

饮食控制是治疗所有类型糖尿病的基石。许多糖尿病患者用药的药物种类很多，量也足够，但血糖始终无法控制，究其原因，很多是因为饮食控制不佳造成的。

### 药量不准

患者的病情轻重不一，血糖波动特点不同，需要的药物剂量也不相同。比如，有的人血糖明显升高，有的人血糖轻度升高，有的人以空腹血糖升高为主，有的人以餐后血糖升高为主。

### 药没吃对

口服降糖药物种类繁多，药物机制各不相同，那么，患者服用药物的时间和方法是否正确呢？

### 药物失效

如长期口服磺脲类药物的患者，随着病程的延长，其胰岛 $\beta$ 细胞功能逐渐衰竭，药效降低，突出表现为血糖控制不佳。

所以，长期口服降糖药的患者需要定期监测血糖，及时发现血糖控制不佳的原因，做出调整。

## 血糖不是越低越好

血糖不是越低越好，一次严重的低血糖，可能抵消长期控制血糖带来的益处。糖尿病患者在追求长期血糖达标的同时，一定要警惕低血糖的发生。如果出现头晕、心慌、出汗、面色苍白、记忆力越来越差，甚至意识障碍、癫痫发作等症状时，一定要警惕低血糖。

# 药物+生活方式干预，让血糖更稳定

糖尿病是长期存在的慢性病，治疗糖尿病的关键就是使血糖稳定。但是控制血糖又很复杂、很繁琐，不仅仅是吃点药、打点胰岛素就能好的，同时还要进行生活方式的干预。只有多方面做好，才有可能控制血糖的平稳。

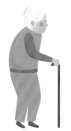

"血糖略高一点怕什么，我不吃糖不就可以了。"

李奶奶今年70岁了，发现血糖升高已有2年。别人问起时，她总说自己没有糖尿病，平时也不监测血糖。天气转凉时，李奶奶感冒了，又是发热，又是咳嗽。2天后，家人发现李奶奶夜里昏迷了，赶快把她送到医院。经过治疗后，李奶奶醒过来了，不过医生告诉她以后必须要用药物控制血糖了。李奶奶赶忙说："我可不要打胰岛素，打了以后就断不掉了。"经过医生耐心的解释和家人的规劝，李奶奶才最终接受了医生的治疗建议。

初始发现糖耐量受损时，如空腹血糖＞5.6毫摩尔/升、餐后2小时或随机血糖＞7.8毫摩尔/升或糖化血红蛋白值＞6.0%，就需要开始治疗性生活方式改变（TLC）干预防治糖尿病。

那么治疗性生活方式改变干预防治糖尿病具体要怎么做呢？

> 治疗性生活方式改变(therapeutic lifestyle changes)是指通过在生活方式方面进行相应的改变来降低心血管疾病的风险。

## 第一步：制订全天的总热量

一个人太胖或太瘦都不利于健康，标准体重是我们每个人的追求。标准体重简单计算方法如下。

男性: 标准体重（千克）=[身高（厘米）- 80]×70%    女性: 标准体重（千克）=[身高（厘米）- 70]×60%

### —— 体重的评价标准 ——

| 等级 | 实际体重比标准体重轻（重）百分比 |
| --- | --- |
| 消瘦 | 轻20%以上 |
| 过轻 | 轻11%~20% |
| 正常 | 轻10%~重10% |
| 过重 | 重11%~20% |
| 肥胖 | 重20%以上 |

| 不同体重成年人糖尿病每日热量供给[千卡／每千克体重每天)] | | | | |
|---|---|---|---|---|
| | **卧床** | **轻体力劳动** | **中等体力劳动** | **重体力劳动** |
| 消瘦 | 25~30 | 35 | 40 | 45~50 |
| 正常 | 20~25 | 30 | 35 | 40 |
| 肥胖 | 15 | 20~25 | 30 | 35 |

注：在办公室工作属于轻体力劳动，教师讲课、医生做手术、每天日常的锻炼则属于中等体力劳动。

　　按照上表，把自己每千克体重每天所需的热量再乘以自己的理想体重，就得出了我们每天所需要的总热量。

## 第二步：通过食物交换份得出每天需要的各种食物量

| 热量<br>（千卡） | 份 | 主食类<br>（克） | 肉类<br>（克） | 鸡蛋<br>（克） | 牛奶<br>（克） | 蔬菜<br>（克） | 水果<br>（克） | 烹调油<br>（克） |
|---|---|---|---|---|---|---|---|---|
| 1 200 | 14 | 150 | 150 | 50(1个) | 250(1袋) | 500 | 150 | 25 |
| 1 400 | 16 | 200 | 150 | 50(1个) | 250(1袋) | 500 | 150 | 25 |
| 1 600 | 18 | 250 | 150 | 50(1个) | 250(1袋) | 500 | 150 | 25 |
| 1 800 | 20 | 300 | 150 | 50(1个) | 250(1袋) | 500 | 200 | 30 |
| 2 000 | 22 | 350 | 150 | 50(1个) | 250(1袋) | 500 | 200 | 30 |

## 第三步：合理分配每餐摄入量

　　建议"糖友"采用少量多次的进食方式。可以按照每天3次正餐加上2~3次加餐的模式。加餐的量可占正餐的1/5~1/3，可根据自己的具体情况（如血糖、运动量、饥饿感等）来安排。

## 第四步：合理的规律运动

　　根据年龄、性别、体力、既往运动情况等开展运动，循序渐进，长期坚持。久坐时应每隔30分钟进行一次短暂的身体活动；每周保证150分钟中等强度运动；体育锻炼宜在餐后1小时之后进行。

## 第五步：调整好心态，保证血糖长期稳定

　　对糖尿病患者来说，保持情绪稳定、心情愉快至关重要。对疾病不要有太大的心理负担；建立平静而有规律的生活方式；工作时注意劳逸结合；保证正常睡眠时间；保持适量的运动、配合合理的饮食及用药。只有这样，才可以将血糖控制稳定，减少并发症的发生。

# 常用的降脂药物

如果经过积极的饮食结构调整及合理的规律运动后，血脂控制仍然不理想，患者则需要在医生的指导下服用降脂药物来进一步控制血脂。常用的降脂药有很多，大致可以归纳为他汀类、贝特类、烟酸类、胆固醇吸收抑制剂等。

## 常用降脂药的分类和作用

| 药物分类 | 代表药物 | 主要作用 |
|---|---|---|
| 他汀类 | 洛伐他汀、辛伐他汀、普伐他汀、阿托伐他汀等 | 降低低密度脂蛋白（LDL） |
| 贝特类 | 非诺贝特、苯扎贝特、吉非罗齐等 | 降低甘油三酯 |
| 烟酸类 | 烟酸、阿昔莫司 | 降低极低密度脂蛋白（VLDL），升高高密度脂蛋白（HDL） |
| 胆固醇吸收抑制剂 | 依折麦布 | 减少肠道内胆固醇的吸收 |

## 好的降脂药物有以下特点

| | | | |
|---|---|---|---|
| 降脂效果，尤其降胆固醇效果确切 | 患者耐受性好，不良反应少 | 被证实能明显地降低心血管病死率和致残率 | 有良好的成本效益比 |

# 他汀类药物——安全的降脂药

大规模临床试验在全球的广泛开展，验证了他汀类药物的安全性与临床地位。很多患者由于保健品的错误宣传对他汀类药物不信任，认为他汀伤肝肾。其实就全世界几亿患者服用他汀的真实经历来看，他汀引起严重肝脏及肾脏损害的可能性微乎其微。有极少数患者服用他汀后可能会感到肌肉酸痛，不过也不用过分担心，可以到医院检查一下肌酸激酶，如果没有显著升高就没什么大问题，然后在医生的指导下继续服药或者减量服用。

# 服用降脂药物后需要定期检查肝功能

降脂药主要是通过抑制肝脏内某种酶的生成和作用达到降脂的目的，所以长期服用降脂药有可能损害肝功能，引起血转氨酶升高。对于肝功能或肾功能本来就异常的患者，则需要专科医生结合患者的病情病史，决定可否用药物降脂，以及降脂药物类型的选择。

## 定期复查，及时调整用药剂量

由于同一降脂药物对不同个体的疗效和不良反应有相当大的差别，所以患者在服药期间应定期随诊。在开始进行药物治疗后4~6周内，应复查血浆胆固醇、甘油三酯和高密度脂蛋白胆固醇，根据血脂改变而调整用药。对于刚开始服用降脂药物的患者，建议3个月去医院检查一次肝肾功能；对于长期服药的患者，建议每6~12个月检查一次肝肾功能。以下几点患者需要注意。

### 不轻易减少降脂药物剂量

如果血脂未能降至目标值，则应增加药物的剂量或改用其他降脂药物，必要时也可考虑联合用药。若经治疗后血脂已降至正常或已达到目标值，则继续按同等剂量用药，除非血脂已降至很低时，一般不要减少药物的剂量。

① 对于在服用降脂药物前已出现血转氨酶明显升高（＞正常上限3倍）的患者，应进行护肝治疗，等血转氨酶恢复正常后再开始药物降脂治疗。

② 对于血转氨酶仅轻度升高且伴有甘油三酯升高者（这种情况很可能是因血脂异常造成的血转氨酶测定误差），如果需进行降脂治疗，可考虑服用降脂药物，但需密切监测肝功能。

③ 若血转氨酶无进一步升高，降脂药可以继续服用。

## 警惕乏力和肌肉酸痛

另外，患者如果感觉有乏力或肌肉酸痛等症状时，还需要检查肌酸激酶水平。当肝肾功能或者肌酸激酶出现明显异常时，患者要在医生的指导下进行调药甚至停药。

# 血脂正常后仍需继续服药

很多患者有疑惑：我服降脂药已经有一段时间了，最近测的血脂也降下来了，那么还需要继续吃药吗？不论是减药、换药还是停药，都需要在医生的专业指导下进行，切不可自行决定，导致病情反复。

## 当血脂明显低于目标值可考虑减少药物剂量

大部分血脂异常的患者，在服用足量合适的降脂药物4~6周后，其血脂可降至目标值，这时在配合积极的饮食控制和合理运动的情况下，若血脂仍维持在正常水平，可以酌情减药。若少数患者服用降脂药后出现血脂降得很低的情况（明显低于目标值），可考虑将剂量减半。

## 高脂血症合并其他疾病者需终身服药

血脂升高是一种慢性代谢异常疾病，目前只能靠药物长期维持，将血脂控制在正常范围。高脂血症合并冠心病、高血压、糖尿病的患者，由于病种多样、病情复杂，大多需要长期甚至终身服药来控制血脂。患者不能因为经过一段时间的治疗，将血脂降低到目标值，就自行停药或减小药物剂量，否则会明显增加发生心肌梗死或脑卒中的风险。

### 降脂药需长期服用才能防治冠心病

对多数血脂异常的患者来说，停服降脂药物后1~2周，其血脂即可回升到治疗前的水平。这里需要对患者强调的是，根据循证医学的观点，降脂药物只有长期服用，才能达到防治冠心病的目的。患者服用降脂药物的时间越长，临床获得的益处也越大。

## 血脂正常的脑卒中患者也要服用降脂药

近年来流行病学观察研究发现，血浆胆固醇水平与缺血性脑卒中发生密切相关。现有的大规模临床试验结果表明，他汀类药物可通过多种机制降低已有冠心病患者发生脑卒中的危险性，而且不会增加出血性脑卒中的危险性，说明他汀类药物在冠心病患者中具有明确的降低脑卒中危险性的益处。所以，脑卒中患者应当长期服用他汀类药物进行治疗。

# 饮食+运动是降脂"万能药"

　　高脂血症是危害中老年人身心健康的严重全身性疾病，是心脑血管疾病主要危险因素之一。很多中老年人查出血脂高就迫不及待要吃药，殊不知药物不是治疗的第一选择。改善生活方式，调整饮食结构与加强运动才是长期综合治疗的基础，戒烟、戒酒、限盐等良好的生活习惯和早睡早起等规律作息都有利于血脂情况的改善。

## 清淡饮食是控制血脂的基石

　　俗话说"病从口入"，高脂血症就是一种吃出来的病。不管是中老年人还是年轻人，清淡饮食是控制血脂的基石，需要长期坚持。

### 摄入适量蛋白质

　　过量的蛋白质也会引起肥胖，而且还会导致嘌呤过多，加重肝肾负担。因此，低能量膳食蛋白质供给不宜过量，宜选用低脂肪、优质蛋白质的食物，如低脂牛奶、鱼虾类、鸡鸭及鸡蛋、猪牛瘦肉等。

### 限制脂肪

　　每天脂肪摄入控制在总能量的20%~30%，其中饱和脂肪酸摄入应少于10%，胆固醇摄入低于每天300毫克。如果患有高胆固醇血症，则膳食脂肪中饱和脂肪酸摄入应降至7%以下，胆固醇摄入低于每天200毫克。

### 保证足够维生素和矿物质

　　多选用富含维生素和膳食纤维的蔬菜和水果，食物应多样化，保证营养平衡。为了避免因食物减少引起的维生素和矿物质不足，应适量摄入含维生素A、维生素$B_2$、维生素$B_6$、维生素C和锌、铁、钙等微量营养素补充剂。

### 适量摄入碳水化合物

　　多选用膳食纤维丰富、升糖指数低的全谷类、薯类、蔬菜、水果及杂豆等，限制精制糖的摄入。

### 限制食盐和嘌呤

　　每天摄入食盐3~6克为宜。高嘌呤会加重肝肾代谢负担，因此，动物内脏如肝、心、肾等应限制食用。

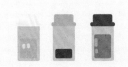

### 烹调方法及餐次

　　尽量采用蒸、煮、烧、氽、烤等烹调方法，避免用油煎炸的方法，少食用刺激性食物。进食餐次通常控制在每天3~5次。

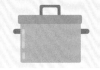

## 体力活动每周5~7次

在饮食控制的同时，有规律的体力活动（如慢跑、打太极拳、游泳、散步等）也是改善血脂的重要干预方式。通过体力活动增加能量消耗是减轻和控制体重的一个重要方式。对肥胖和超重的患者，增加体力活动还能起到减少摄食的作用。老年人运动要结合自身情况，最好是在医生的指导建议下采取合适的运动方式，注意循序渐进，有心血管疾病、骨关节损伤和肺功能不好的老人需更加谨慎。

**运动强度计算**

以个人每分钟最高心率（最高心率=220－实际年龄）的60%~85%为宜，每周运动5~7次，每次40~60分钟。

## 做好体重管理

体重管理对血脂控制也有重要意义，长期适当运动能帮助肥胖人群减轻体重，从而降低血脂。要尽量创造多活动的机会，减少静坐与静卧时间，鼓励多步行，将体重控制在合理范围内。常用的衡量人体胖瘦程度以及是否健康的标准之一为身体质量指数，简称BMI。

$$BMI=体重（千克）/身高（米）^2$$

### BMI指数分类及标准

| 分类 | 世界卫生组织标准 | 亚洲标准 | 中国标准 |
|---|---|---|---|
| 偏瘦 | — | <18.5 | — |
| 正常 | 18.5~24.9 | 18.5~22.9 | 18.5~23.9 |
| 超重 | ≥25.0 | ≥23.0 | ≥24.0 |
| 偏胖 | 25.0~29.9 | 23.0~24.9 | 24.0~27.9 |
| 肥胖 | 30.0~34.9 | 25.0~29.9 | ≥28.0 |
| 重度肥胖 | 35.0~39.9 | ≥30.0 | — |
| 极重度肥胖 | ≥40.0 | | |

通过饮食、运动等非药物治疗手段控制血脂的过程中，建议每3~6个月复查血脂水平，如果血脂水平达标，就继续非药物治疗，但仍需要每半年至一年进行复查。

# 痛风：
# 饮食调理与用药双管齐下

# 高尿酸血症是痛风发生的基础

尿酸是人体内的一种代谢产物，是从嘌呤转化而来的。健康的成年人，1升体液中最多只能容纳380微摩尔的尿酸，再多了尿酸就会饱和析出。在实验室条件下，我们测得血液中尿酸的正常范围：男性为149~416微摩尔/升，女性为99~357微摩尔/升。当血液中尿酸含量超出各自性别的正常上限时，无论有没有关节或肾脏的损害，都称为高尿酸血症。高尿酸血症是痛风发生的基础，有10%~20%的高尿酸血症会发展为痛风。

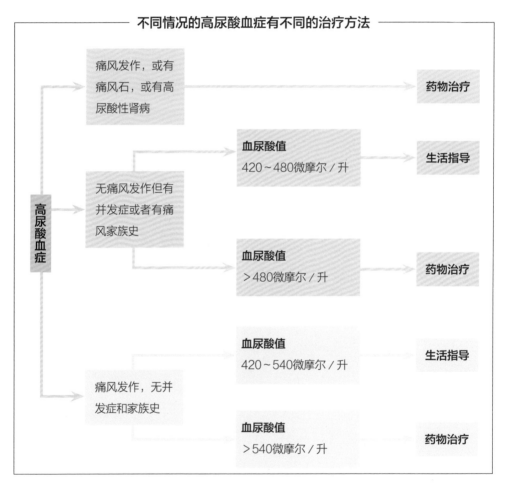

**不同情况的高尿酸血症有不同的治疗方法**

- 高尿酸血症
  - 痛风发作，或有痛风石，或有高尿酸性肾病 → 药物治疗
  - 无痛风发作但有并发症或者有痛风家族史
    - 血尿酸值 420~480微摩尔/升 → 生活指导
    - 血尿酸值 >480微摩尔/升 → 药物治疗
  - 痛风发作，无并发症和家族史
    - 血尿酸值 420~540微摩尔/升 → 生活指导
    - 血尿酸值 >540微摩尔/升 → 药物治疗

如今，吃吃喝喝是平常事，而高尿酸血症与日常饮食密切相关。越来越多20~40岁的年轻人大量饮酒，嗜好吃肉、动物内脏和海鲜，这使得高尿酸血症发作的病例日渐增加。如果发现自己尿酸值已经偏高，即使没有自觉症状，也应改变饮食习惯，并定期测定尿酸值。

# 容易忽略的痛风征兆

一般情况下，痛风最开始影响的是大脚趾，也会表现在脚背、脚踝、脚后跟、膝盖、手腕、手指和肘部。早发现，早治疗，可以最大限度控制病情的发展。下面就来看看，痛风出现的征兆和症状，可以帮我们及时发现危险信号。

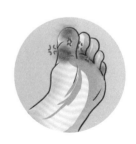

### 脚趾疼痛

大脚趾和周围区域的疼痛是痛风最开始的表现，因为表现得不明显而经常被忽略。脚趾疼痛是由关节和骨周围的尿酸结晶积聚引起的，表现为肿胀和发红。当脚部的疼痛很明显时，病情往往已经比较严重了。

### 关节区域的皮肤变紫或非常红

如果发现自己的关节区域皮肤出现明显的红紫，可以先回忆一下，最近该区域有没有被磕碰过。如果没有，就要考虑去医院接受检查。千万不能不当一回事，误以为只是碰了一下，而耽误病情。

### 运动时受限并出现关节疼

痛风几乎可以影响身体所有的关节，在运动的时候，沉积的尿酸结晶会使患者的关节活动受到限制。所以，当发现自己原本可以抬高的膝盖，忽然抬不起来的时候，就要考虑是不是痛风引起的。

### 血尿酸值升高

在与痛风相关的所有症状中，血尿酸值升高是痛风最直接的表现。但是有些人虽然其血尿酸值明显升高，身体却并没有任何不适，所以很容易忽略，长期的高尿酸会发展为痛风。健康的成年人，建议每年都要检查自己的血尿酸值，如果有升高的情况，要及时调整自己的生活方式，并咨询医生。

### 皮肤瘙痒和剥落

当尿酸结晶积聚在关节中形成痛风石时，在皮肤下面和周围就会形成肿块。而当体内尿酸水平下降时，肿块变小，关节周围的皮肤会出现瘙痒和剥落的现象。当出现类似症状时，应第一时间到医院确诊，同时要尽可能保持关节周围皮肤的湿润，防止皮肤开裂，并帮助减轻皮肤瘙痒和剥落。

# 常用的痛风药物

痛风的根本原因是尿酸高，所以降尿酸药物是治疗痛风的基石。根据作用，治痛风药物可分成三大类。一类是抑制尿酸合成的药物，代表药物别嘌醇、非布司他等；一类是促进肾脏排泄尿酸的药物，代表药物为苯溴马隆、丙磺舒等，还有一类是消炎止痛药，如秋水仙碱、糖皮质激素、非甾体类抗炎药。

## 常用痛风药物禁忌证及注意事项

| 代表药物 | 禁忌证 | 注意事项 |
|---|---|---|
| 秋水仙碱 | 严重肝肾功能不全的患者应禁止使用 | 治疗剂量和中毒剂量非常接近，使用时要十分小心。在服用过程中如果出现腹泻、腹痛和呕吐等症状应立即停药就诊 |
| 非甾体类抗炎药 | 患有严重心脑血管疾病的患者要谨慎使用 | 副作用大，痛风患者不能形成依赖 |
| 糖皮质激素 | 老年患者、更年期后的女性患者，使用糖皮质激素易发生高血压和骨质疏松 | 糖皮质激素通常适用于不能耐受非甾体类抗炎药和秋水仙碱或肾功能不全者 |
| 别嘌醇 | 对别嘌醇过敏、严重肝肾功能不全和明显血细胞低下者，妊娠及哺乳期患者禁用 | 低剂量开始使用，肾功能正常者起始剂量为0.1克/天，肾功能不全时剂量应更低，逐渐增加剂量 |
| 非布司他 | 重度肝肾功能不全的患者使用时要慎重 | 非布司他在痛风患者血尿酸达标值及安全性方面，均优于别嘌醇。所以轻度或中度肾衰竭患者及轻度、中度肝功能不全患者的服药剂量无须调整 |

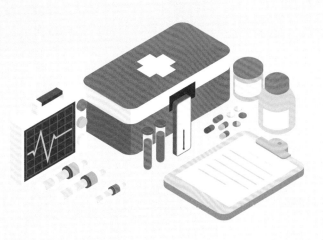

| 代表药物 | 禁忌证 | 注意事项 |
| --- | --- | --- |
| 苯溴马隆 | 对本品中任何成分过敏者，严重肾功能损害者，患有严重肾结石的患者，妊娠及哺乳期患者禁用 | 苯溴马隆应从低剂量开始，过程中增加饮水量，碱化尿液，避免与其他肝损害药物同时使用 |
| 丙磺舒 | 对本品及磺胺类药过敏者，肝肾功能不全者，伴有肿瘤的高尿酸血症者，或使用细胞毒类的抗癌药、放射治疗患者均不宜使用本品。有尿酸结石的患者属于相对禁忌证。也不推荐儿童、老年人、消化性溃疡者使用 | 痛风性关节炎急性发作症状尚未控制时不用丙磺舒。如在治疗期间有急性发作，可继续应用原来的用量，同时给予秋水仙碱或其他非甾体抗炎药治疗 |
| 碳酸氢钠片 | 禁用于急、慢性肾功能衰竭、严重酸碱平衡失调、慢性泌尿道尿素分解菌感染及氯化钠绝对禁忌者 | 不良反应主要有胀气、胃肠道不适；长期使用需警惕高血压的发生 |

# 正确认识秋水仙碱

秋水仙碱由于价格低，止痛效果好，深受广大痛风患者的喜爱。但是秋水仙碱在使用过程中又会出现很大的副作用，那秋水仙碱到底还能不能服用，该怎样服用呢？

## 秋水仙碱的作用是止痛，不降尿酸

秋水仙碱是痛风急性发作时的止痛药，没有降尿酸的作用。秋水仙碱在服用3天以后，止痛效果也会明显下降。所以，在痛风的治疗上，不建议长期服用秋水仙碱，应选择降尿酸药物。秋水仙碱的特效还具有诊断意义，怀疑自己是痛风的患者，吃了秋水仙碱以后不疼了，可以作为诊断痛风的标准之一。

## 小剂量服用才安全

小剂量秋水仙碱与大剂量秋水仙碱疗效相当，且更安全。目前最新的推荐用法是：刚开始先服1毫克，1小时后再服0.5毫克，12小时后开始规则用药，每天2~3片。慢性痛风患者可以在使用降尿酸药物的基础上，每天口服0.5~1毫克秋水仙碱。

## 秋水仙碱可以减少痛风发作频率

国际及国内的痛风治疗指南指出：开始降尿酸治疗后，急性痛风发作频率增高，这个时候，如果低剂量口服秋水仙碱，可以大大减少痛风的急性发作概率，减轻患者的痛苦。

## 痛风发作前服用效果好

当痛风患者在有发作预感时就吃1片秋水仙碱，可以有效预防痛风发作。有过一次痛风发作经验的患者，在下一次要发作前通常会发现一些征兆。比如发作前一天，脚的大拇趾会出现痒胀、刺痛。如果没能在发作前用药，此时不宜单用秋水仙碱，建议同时合并使用布洛芬、依托考昔、乐松等非甾体类抗炎药。如果痛风发作已超过48小时，则不再推荐使用秋水仙碱。

## 超过70岁，
## 用量要减半

年龄超过70岁的痛风患者，在服用秋水仙碱时，会出现血药浓度增高，药物毒性变大的情况。为了消除这种影响，年龄超过70岁的老年患者，用量应减半。痛风是由肝脏生成的尿酸增多，肾脏排泄不良造成的，而秋水仙碱的毒性对于本身肝脏和肾脏功能就弱的老年患者来说特别危险。所以，年龄超过70岁的老年患者，服用秋水仙碱时要特别注意。

## 什么时候可以
## 停服秋水仙碱

对使用秋水仙碱预防痛风复发的患者来说，当血尿酸值已达标，并且连续3~6个月没有发作，可考虑停药。秋水仙碱的预防性使用，也必须听从医嘱。

## 吃了秋水仙碱拉肚子
## 怎么办

秋水仙碱的副作用有明显的剂量依赖性，剂量越小，不良反应的发生概率也越小。但如果已经出现了拉肚子、呕吐的现象，一般没有办法克服，停止服用秋水仙碱后便可改善。

## 避免和这几种药物合用

服用秋水仙碱的过程中，要注意避免与以下药物合用，如阿托伐他汀、辛伐他汀、普伐他汀、克拉霉素、红霉素、环孢霉素、维拉帕米等。上述药物和秋水仙碱同时使用，会导致秋水仙碱在肝脏代谢减慢，导致血药浓度升高，从而增加药物中毒的风险。

# "急性发作时不能吃阿司匹林

阿司匹林是常见的非甾体类抗炎药，但是在痛风发作引起剧痛时不能服用。因为低剂量阿司匹林会改变尿酸值，可能会导致血尿酸升高。痛风发作时主要使用的非甾体类抗炎药为双氯芬酸钠、消炎痛、布洛芬等。

## 非甾体类抗炎药的使用原则

非甾体类抗炎药分为内服药和栓剂两种，常见的栓剂有吲哚美辛栓。栓剂的治疗效果比内服药的效果更好，对肠胃的不良反应也比较小。每一种非甾体类抗炎药的服用剂量都不一样，患者在服用时必须遵循医生的指示。一般来说，药效强的药物，其不良反应也大。正确服用非甾体类抗炎药，要遵循以下3个原则。

| ① | ② | ③ |
|---|---|---|
| 发作时尽可能服用最大剂量。 | 发作时不要改变降尿酸药的用量。 | 消炎止痛后立即停止服用。 |

# "痛风间歇期是降尿酸的好时机

痛风没发作或没有症状时，称为痛风间歇期，这是治疗痛风的最佳时期。在痛风间歇期，患者虽然没有痛风发作，但其血尿酸值如果一直居高不下的话，就很有可能在某一天再次发作，同时也会增加患尿路结石和肾功能障碍的风险。所以，尿酸高，即使关节不痛，也需要及时服用抑制尿酸合成或促进尿酸排泄类的药物，使体内血尿酸水平达到正常标准。

痛风间歇期的治疗并不是发作结束后马上开始，而是需要等待一段时间。这是因为，如果在发作期或发作后立刻进行降尿酸治疗，可能会引发新一次的痛风发作。因此，在痛风间歇期降尿酸时必须缓慢持续进行。

# 痛风药不能随便吃

药物治疗痛风的作用主要包括：迅速终止发作，防止复发；纠正高尿酸血症，使尿酸保持在正常水平；防止尿酸结石形成与肾功能损害等。

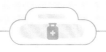

### 一定要进行药物治疗的情况

对急性痛风关节炎频繁发作( > 2 次/年)，有慢性痛风关节炎或痛风石的患者来说，推荐进行降尿酸治疗。降尿酸治疗的目标是预防痛风关节炎的急性复发和痛风石的形成，帮助痛风石溶解。痛风首次发作时年龄 < 40岁，血尿酸值 > 480微摩尔/升也是药物治疗的指证。

### 不能依靠消炎止痛药治疗痛风

为了减轻痛风患者的疼痛，医生常常会使用一些非甾体抗炎药(如布洛芬)。难免会有患者依葫芦画瓢，把这类药当作神药长期使用，但这样并没有用对方法，反而掩盖了症状，耽误疾病的最佳治疗时机，进而导致一系列的危害。

### 滥用药副作用不可逆

有人认为，尿酸降得越快越好，所以会在痛风急性发作的时候，加大药物剂量。但这样一来，尿酸突然降低，会使尿酸结晶重新溶解，再次诱发并加重关节炎症状。还有一些患者因为痛风药的副作用而擅自减药或停药更是不可取。对于多数治疗痛风的药物来说，严重的副作用发生率其实非常低，而且多数副作用是可逆的。但长期的高尿酸会对患者的肾脏、心脑血管等重要器官，造成不可逆转的持续慢性损伤。痛风患者切不可擅自用药，一定要去正规医院寻求医生的帮助。

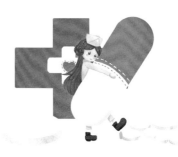

# 管住嘴比用药效果好

痛风过去叫"帝王病"，指的是过去帝王将相、达官贵人常吃大鱼大肉，所以患病率高。当今社会，随着生活方式以及饮食结构的改变，痛风的发病率越来越高，成为仅次于糖尿病的第二大代谢性疾病。

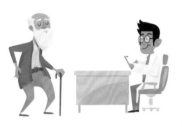

"这是痛风急性发作。你需要吃药治疗，同时注意休息，控制饮食，啤酒和海鲜暂时不要碰了。"

某天，老张和老李一起吃饭。老张突然脚趾疼痛难忍，一看，他的大脚趾局部关节又红又肿。老李赶紧拉着老张去了医院。老李埋怨老张："知道自己痛风还总喝酒，肯定是痛风发作了。"医生做完检查说，"确实是痛风急性发作了，需要吃药治疗，同时注意休息，控制饮食，啤酒海鲜暂时不要吃了"。

## 动物内脏、贝壳类、肉汤禁食

饮食是影响血尿酸值升高的一个重要因素。发现血尿酸值升高时，患者首先应避免食用高嘌呤的食物。其中动物内脏，海产品（如小鱼干、沙丁鱼、凤尾鱼），贝壳类（如牡蛎、扇贝、河蚌），浓肉汤（如鸡汤、鸭汤、排骨汤等）的嘌呤含量都很高，要禁止食用。

## 白酒、啤酒禁止饮用

酒精摄入量越多，痛风的发病风险也就越大。酒精在人体内产生的乳酸会和尿酸竞争排泄，从而间接减少了尿酸的排出。而不同种类的酒，也能引起不同程度的痛风发作。啤酒与痛风发病的相关性最大，要注意，啤酒本身嘌呤含量不高，但进入人体后会产生大量嘌呤。

## 含糖饮料，让尿酸居高不下

果糖的代谢产物就是尿酸，它诱发痛风的能力很强，而且往往容易被忽略。市面上所售的大部分甜饮料，如可乐、果汁饮料、奶茶等，均含有大量果糖。这就是很多年轻人不爱饮酒，也不喜欢吃内脏、海鲜、肉汤，但血尿酸值却居高不下的原因。

# 痛风患者饮食的"四低"原则

在使用药物治疗痛风的同时，还要积极配合饮食治疗，坚持低嘌呤、低热量、低脂肪、低盐的"四低"饮食原则。

## 低嘌呤摄入

进食过量的嘌呤可转化成尿酸，加速痛风发作，所以痛风患者需长期进食低嘌呤食物，在急性发作期更应严格限制嘌呤摄入量（＜150毫克/天）。按照食物嘌呤含量的高低，通常把食物分为高嘌呤、中嘌呤、低嘌呤三类，痛风患者的饮食原则是：低嘌呤食物可以放心食用；中嘌呤食物限量食用；高嘌呤食物禁止食用。

## 低热量饮食

因痛风患者多伴有肥胖，肥胖会引起内分泌紊乱，不仅可能使尿酸生成过多，也可能导致尿酸排泄减少。所以，痛风伴有肥胖的患者，每日摄入的总热量较正常者应减少10%~15%（参考第39页，糖尿病患者的一日热量安排）。但肥胖者也不能减重过快，应循序渐进，每周减重不宜超过1千克。

## 低脂肪摄入

痛风患者的饮食应清淡少油，因为脂肪摄取过多会抑制尿酸排泄。用油应以植物油为主（每天控制在25克左右），烹调前可以去掉脂肪含量高的肥肉和禽肉的皮。烹调应少油炸，多用蒸、煮、炖。

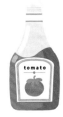

## 低盐饮食

盐中的钠有促使尿酸沉淀的作用，所以痛风患者应限制盐的摄入量，每日不超过5克。刚开始如果觉得口味太淡不习惯，可以用醋、柠檬汁、番茄汁等调味，这样既能减盐，又能让味道更丰富。也可以在菜快做好的时候放盐，这样盐附着在食物表面，能让人尝到明显的咸味，又不至于过量。

# 常见食物嘌呤含量一览表

每100克食物的可食部分中，嘌呤含量在25毫克以下，就是低嘌呤食物；嘌呤含量在25~150毫克为中嘌呤食物；嘌呤含量在150~1000毫克，为高嘌呤食物。

—— 常见动物性食物嘌呤含量（毫克/100克） ——

| 常见食物 | 嘌呤含量 | 常见食物 | 嘌呤含量 | 常见食物 | 嘌呤含量 |
|---|---|---|---|---|---|
| 鸭肝 | 397 | 鸡胸肉 | 207 | 牛肉干 | 127 |
| 鹅肝 | 376 | 扇贝 | 193 | 黄花鱼 | 124 |
| 鸡肝 | 317 | 基围虾 | 187 | 驴肉加工制品 | 117 |
| 猪肝 | 275 | 河蟹 | 147 | 羊肉 | 109 |
| 牛肝 | 250 | 猪肉（后臀尖） | 137 | 肥瘦牛肉 | 104 |
| 羊肝 | 227 | 草鱼 | 134 | 猪肉松 | 76 |

—— 常见植物性食物嘌呤含量（毫克/100克） ——

| 常见食物 | 嘌呤含量 | 常见食物 | 嘌呤含量 | 常见食物 | 嘌呤含量 |
|---|---|---|---|---|---|
| 紫菜（干） | 415 | 内酯豆腐 | 100 | 大葱 | 30 |
| 黄豆 | 218 | 花生 | 85 | 四季豆 | 23 |
| 绿豆 | 195 | 腰果 | 71 | 小米 | 20 |
| 榛蘑（干） | 185 | 豆腐块 | 68 | 甘薯 | 18 |
| 猴头菇（干） | 177 | 水豆腐 | 67 | 红萝卜 | 13 |
| 豆粉 | 167 | 豆浆 | 63 | 菠萝 | 11 |
| 黑木耳（干） | 166 | 南瓜子 | 60 | 白萝卜 | 10 |
| 腐竹 | 159 | 糯米 | 50 | 木薯 | 10 |
| 豆皮 | 157 | 山核桃 | 40 | 柚子 | 8 |
| 红小豆 | 156 | 普通大米 | 34 | 橘子 | 4 |
| 红芸豆 | 126 | 香米 | 34 | 洋葱 | 4 |

# 痛风饮食5大误区

## 误区①
### 减少热量摄入就能控制痛风

　　肥胖是痛风发作的危险因素，减肥不仅能减轻患者的身体负担，还能减少痛风发作的频率，改善预后。但是，如果痛风患者过分控制饮食，每天摄入的热量太少，人体就不得不分解体内储存的脂肪，从而产生更多的酮体，而酮体可抑制尿酸的排泄，使血尿酸水平增加，这样就更容易诱发痛风的急性发作。事实上，单方面控制饮食并不能达到很好的减肥效果。减肥应遵循合理健康的饮食原则，再结合运动，持之以恒，这样才能达到理想的效果。

## 误区②
### 多喝牛奶有利于控制痛风

　　痛风患者的肝肾代谢都不是很好，很容易伴发结石，所以应该避免食用可能会导致肾结石的食物。牛奶中含有大量的蛋白质和钙，可以为身体补充丰富的营养，但如果大量饮用，容易导致肾结石、胆结石、尿路结石。所以，痛风患者若大量饮用牛奶，不仅不利于健康，还会增加新的疾病。矿泉水含钙也比较多，痛风患者同样应该避免直接大量饮用。可以选择将其煮沸，这样其中的钙、镁离子可转化为沉淀物，避免对身体造成危害。

## 误区③
## 完全戒除豆制品

豆类食物有：黄豆、五香豆腐干、豆皮、油豆腐、小油泡、豆腐干、素鸡。其中，黄豆等豆类属于含嘌呤较高的食物，但是在黄豆制作成豆腐、豆腐干的过程中，大量嘌呤会随之流失。

事实上，豆腐中的蛋白质有利于促进尿酸盐的排泄，是痛风患者饮食中很好的蛋白质来源。同样，一杯豆浆的嘌呤总量也不高，喜欢喝豆浆的痛风患者，在痛风缓解期每天喝一杯豆浆（200毫升左右）是没有问题的。但是要注意在喝豆浆的同时，要相应减少肉类的摄入量。所以，处于缓解期的痛风患者，只要控制一天食物中的嘌呤总量，适量用豆制品代替肉类，是有益健康的。要注意的是，痛风患者在急性发作期，最好暂时禁食豆类及其制品。对豆制品敏感的痛风患者则要少吃或不吃。

## 误区④
## 荤菜嘌呤高，最好只吃素食

众所周知，痛风患者大多数是经常吃大鱼大肉和海鲜的人，素食主义者很少发生痛风。于是，有人认为患了痛风最好只吃素。但临床观察发现，血尿酸值正常的痛风患者营养不良的发生率高于血尿酸值偏高的痛风患者，这可能就是"矫枉过正"的结果。

肉类是人体蛋白质的主要来源，肉类摄入过少，会导致营养不良，机体免疫力下降。如果痛风缓解期仍然严格限制嘌呤摄入，会使痛风患者长期处于蛋白质摄入不足的情况，有可能造成营养不良。况且，过于严格控制嘌呤的摄入，容易引起"二次痛风"（过于严格控制嘌呤会造成体内尿酸急剧下降，使得一个关节壁上的尿酸结晶大量被释放到血液中，随血液涌入另一个关节中，引发又一次痛风发作）。所以，在痛风缓解期，痛风患者可以适当进食肉类，保持蛋白质的正常摄入。

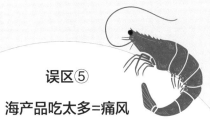

## 误区⑤

### 海产品吃太多=痛风

　　海产品包括动物性海产品和植物性海产品。海产品是否适合痛风患者食用,主要取决于其嘌呤含量的高低。如同样是动物性海产品的海蜇和海参,它们嘌呤含量分别只有9.3毫克/100克和4.2毫克/100克,比青菜的嘌呤含量还要低。植物性海产品中的海藻也属于低嘌呤食物,痛风患者可以适当食用,对改善心脑血管疾病有辅助作用。所以,对于海产品,患者不用一下子完全拒绝。

　　值得一提的是,海产品中通常含有较多的不饱和脂肪酸,不饱和脂肪酸对心血管系统具有保护作用,而痛风患者又是心血管疾病的高发人群。痛风患者可以根据海产品的嘌呤含量来选择食物,忌食嘌呤含量高的蛤蜊、牡蛎、沙丁鱼等,适当进食低嘌呤和中等嘌呤的三文鱼、鲈鱼、海带等。

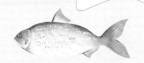

## 一日食谱举例

| 痛风患者食谱举例 | |
| --- | --- |
| 早餐 | 低脂牛奶250毫升、燕麦片25克煮粥、花卷(玉米面25克,白面50克) |
| 上午加餐 | 苹果1个 |
| 午餐 | 清蒸鱼120克(带骨)、香菇油菜200克、大米饭100克、油15克 |
| 下午加餐 | 橘子1个 |
| 晚餐 | 打卤面(西红柿150克,鸡肉30克,蛋清1/2个,黄花菜、木耳适量,魔芋面条100克)、芹菜拌香干(芹菜100克,香干50克)、油10克 |

# 减少痛风发作的小妙招

我们不能只想着痛风急性发作时靠止疼药来止痛，我们要做的应该是从根源上减少痛风的发作频率，让患者可以不用忍受痛风发作时的痛苦，而这需要患者和医生的紧密配合。

### 多吃蔬菜，每餐不少于200克

蔬菜中的钾有助于排尿酸。人体内的多种矿物质中，钾的含量仅次于钙、磷，居第三位。对痛风患者来说，钾可减少尿酸沉淀，有助于尿酸排出。中国营养学会推荐的中国居民膳食宝塔显示，每人每天应吃400~500克蔬菜，痛风患者每餐的蔬菜不少于200克。

### 每天喝2 000毫升以上的水

因为尿酸溶于水，排尿越多，排出的尿酸也越多。如果患者肾功能正常，每天喝2 000毫升以上的水，可以有效降低痛风的发生率。到了秋天，天气开始转凉，身体出汗减少了，这时也要多喝水，促进排尿。

### 苏打水可以促进尿酸排泄

患者在痛风急性发作期可以喝的有很多，比如苏打水、低脂奶、脱脂奶、无糖咖啡、淡茶水等。苏打水、无糖咖啡可以促进尿酸排泄，淡茶水可以阻碍尿酸生成。其中，苏打水降尿酸的效果较好。

### 冬天保暖，夏天不贪凉

痛风患者在天气转凉的时候一定要及时增加衣服，因为在冬天，人体的血液循环变慢，尿酸结晶也容易积聚，如果受寒，更容易诱发痛风发作。痛风患者在夏天也不能贪凉，一直待在空调房里。如果开空调，最好不要低于26℃，而且空调风不要对着人直吹。

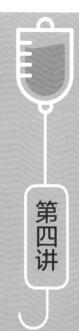

# 甲状腺疾病:

# 控制好情绪比用药管用

# 甲状腺出现问题，全身都可能遭殃

　　甲状腺是身体的重要器官，因为它的形状像古代战士穿的盔甲，所以被取名为甲状腺。它还像一只蝴蝶一样，趴在气管前方，用手就可以摸到。甲状腺制造、储存并释放甲状腺激素进入血液，调节身体的生长发育、新陈代谢。比如保持体温，保证肌肉正常工作，促进身体各个器官发育。甲状腺激素多了、少了都不好，那么甲状腺出现问题有哪些早期征兆呢？

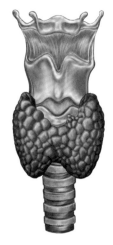

甲状腺像一只蝴蝶一样，趴
在气管前方。它调节身体的
生长发育、新陈代谢。

### 突然无法入睡

　　甲状腺过度分泌甲状腺激素，会刺激人的中枢神经系统，导致失眠。反之，如果经过一整晚的睡眠后还是感觉疲劳，或是睡眠时间比往常多，那么你可能患有甲状腺功能低下（以下简称甲减），即人体无法生成足够的甲状腺激素。

### 月经紊乱

　　女性月经周期长、经血多及痛经多发也可能与甲减有关。而甲状腺功能亢进（以下简称甲亢）也会导致月经紊乱，如经期短、经血少、两次月经之间的时间延长。

## 排便习惯改变

经常性便秘也是甲减的一种表现。如果人体分泌的甲状腺激素过少，粪便就容易在肠道内堆积。而如果分泌的甲状腺激素过多，则容易造成排便次数增多。所以，如果发现自己的排便习惯改变，就要及时到医院检查，排查病因。

## 莫名其妙地焦虑

如果无端感到烦躁不安，可能是因为甲状腺过度活跃，分泌了过多的甲状腺激素。而过多的甲状腺激素会导致人出现高代谢症状，还容易引起情绪波动，让人莫名其妙地紧张和焦虑，甚至出现一些身体功能的障碍。

## 爱出汗

没有体力劳动，却总汗流浃背，这是甲亢的常见表现。甲状腺调节着人体的能量平衡，甲亢使身体分泌过多的甲状腺激素，加速人体新陈代谢，导致出汗增多。

## 经常心悸

甲状腺激素分泌过多，会加速人体各项生理功能的运转。即使大脑处于放松状态，但身体像喝了过多的咖啡一样"兴奋"，会出现心悸、心慌的感觉。

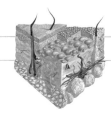

## 毛发稀疏

甲减会导致毛发稀疏（特别是眉毛部位），头发干枯毛燥、脆弱易折、色泽灰暗、末梢容易分裂成细丝。造成这些原因，除了甲状腺激素分泌过少这个直接因素外，还有两个间接因素：一是因为甲状腺功能紊乱会引起贫血，使头皮的血氧供应下降，毛囊缺少营养，头发就会慢慢脱落；二是由于甲状腺功能紊乱引起的情志改变，精神压力大也会引起毛发稀疏。

甲状腺虽然形态像盔甲，保护着身体的方方面面，但它其实非常脆弱。在精神压力、不良饮食、昼夜颠倒、营养不良等多种因素的作用下，甲状腺非常容易受伤。如果我们平时生活习惯不好，不好好对待这只"美丽的蝴蝶"，它可是很容易生病的。

# 甲状腺疾病"重女轻男"

根据《2015年中国肿瘤登记年报》资料显示，女性甲状腺癌高居全国恶性肿瘤发病的第四位，而男性甲状腺癌排不进前十。为何甲状腺疾病爱招惹女性？总结起来，原因主要有以下几点。

## 内分泌原因

甲状腺是一个内分泌器官，必定受到人体内分泌的影响。女性的内分泌相对比男性的更为复杂，雌性激素、孕激素都会对甲状腺的代谢产生影响。与此同时，女性在妊娠期、哺乳期会有较大的激素水平波动，这都会给甲状腺带来更大的负担。随着年龄的增长，甲状腺疾病的发病率逐渐增加，50岁左右的中老年女性是该病的高危人群。很多人诊断出结节性甲状腺肿，往往是体检时发现甲状腺上有肿物而身体无明显不适。

## 缺乏运动

大多数女性相对男性来说运动量较少，工作也大多是长期伏案，活动很少。而长期面对电脑伏案工作，缺乏运动，不仅容易导致颈椎病、肩周炎，还会影响甲状腺的功能。长期坐着办公的女性，建议每天慢跑30分钟。跑步可以有效改善脏器功能，恢复人体自愈能力。

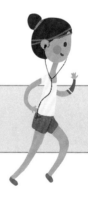

## 压力过大

人的压力过大和精神紧张也会造成甲状腺疾病的发病率升高。女性大多数比男性更多愁善感，如果精神压力长期得不到排解，必然会对身体造成影响。中医认为人体掌管气机运行的器官是肝脏，当肝脏的疏泄功能出现问题时，全身的气就没办法很顺畅地运行。由于肝经的走向通过颈部（甲状腺），所以颈部是气最容易郁结的部位。

女性朋友如果情绪低落、郁郁寡欢，可以找人倾诉，甚至可以大哭一场，还可以去跑步，让不愉快随着汗水一起蒸发掉。心情舒畅了，疾病自然也会绕道走。

# 5种常见的甲状腺疾病

常见的甲状腺疾病主要包括甲亢、甲减、甲状腺炎、甲状腺结节、甲状腺肿瘤等。其中甲亢和甲减属于两种完全相反的疾病，一种是甲状腺功能亢进，一种是甲状腺功能减退，通俗点来说，就是甲状腺分泌的甲状腺激素过多和过少而导致的不同疾病。

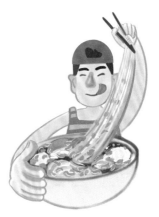

### 甲亢：能吃、消瘦、心情烦

甲亢的典型表现有：多食、消瘦、怕热、多汗、心慌、腹泻、失眠、易激动、突眼及颈部增粗等。甲亢是由多种因素引起的甲状腺激素分泌过多，造成机体代谢亢进和交感神经兴奋性增高为主要表现的临床综合征，多见于中年女性。

典型甲亢临床诊断不难，但也有不少甲亢患者由于症状不典型而误诊，比如有的因反复心慌、胸闷、房颤被误诊为心脏病；有的因长期腹泻、体重下降被误诊为慢性肠炎或消化不良；有的因焦虑、失眠、忧郁、月经紊乱被诊断为更年期综合征。对有上述症状的患者，应高度警惕不典型甲亢的可能，及时到医院做甲状腺功能检查，以便尽早确诊。

### 甲减：少食、肥胖、精神蔫

典型甲减主要表现为：全身乏力、四肢怕冷、肤干无汗、心跳缓慢、淡漠嗜睡、反应迟钝、记忆力减退、声音嘶哑、进食不多但体重增加等。甲减是由于甲状腺激素合成及分泌不足，导致机体代谢功能降低的内分泌疾病。大多数甲减是由桥本甲状腺炎引起的；占比其次的是由甲状腺切除术后或因放射性碘治疗后引起的甲减；还有一部分是因食物中缺碘引起的地方性甲减；比较少见的是垂体病变引起的垂体性甲减。

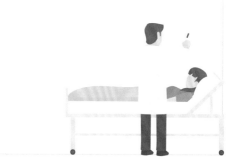

# 甲状腺炎：小炎症，大问题

甲状腺炎虽然有个炎字，但是和我们平时所说的炎症一点不沾边，它主要是一种器官特异性的自身免疫病。由于甲状腺自身免疫功能异常，大量原本不应该在甲状腺组织中的淋巴细胞跑到了甲状腺里，并对甲状腺组织产生破坏，而破坏到了一定的程度，甲状腺没了"活力"，就变成甲减了。最常见的是桥本甲状腺炎（又叫"淋巴细胞性甲状腺炎"），随着时间的发展，会有3个阶段。

| 甲亢期 | 正常期 | 甲减期 |
|---|---|---|
| 有心悸、手抖、怕热多汗、多食消瘦、失眠兴奋的现象。 | 甲亢过后，大部分患者的甲状腺功能可保持在正常范围一段时间。 | 出现畏寒、心跳缓慢、水肿、脱发、便秘等现象。 |

一般来说，甲状腺炎患者需要等甲状腺被破坏到一定程度，出现甲减时才能开始补充甲状腺激素，治疗较为被动。

## 甲状腺结节不必担心

甲状腺结节十分常见，患病的女性远远多于男性。一提到甲状腺结节，大家很容易将它与甲状腺肿瘤（癌）联系在一起，常常因此惴惴不安。事实上，临床上超过95%的甲状腺结节都是良性的，恶性者不足5%。甲状腺结节一旦长出来，一般情况下是不会自己消失的。甲状腺结节没有明显的症状,不痛不痒也摸不出来。但是，如果甲状腺结节较大，可能会出现压迫周边脏器的情况，引发呼吸困难、吞咽困难、声音嘶哑等。

## 甲状腺癌，治愈率较高的癌症

甲状腺癌可发生在各个年龄段，其中恶性程度较高、预后较差的髓样癌和未分化癌，仅占10%～15%，多见于老年人。通过早期手术治疗甲状腺癌，患者5年的生存率可高达80%以上。与其他肿瘤相比，甲状腺癌是一种进展较慢的实体肿瘤，是目前所有恶性肿瘤中存活率和治愈率较高的一种。

# 甲亢首选药物治疗

## 甲亢的治疗一般有3种方法

① **药物治疗**
抗甲状腺药物的作用是抑制甲状腺合成激素。

② **放射碘**
破坏甲状腺组织,减少甲状腺激素的产生。

③ **手术治疗**
原理同放射碘。适用于中、重度甲亢。

## 甲亢药物治疗不会导致永久性甲减

抗甲状腺药物应用最广,疗效也值得肯定,不会导致永久性甲减,是目前最为方便、经济和安全的治疗甲亢的方法,但只能获得40%~60%的治愈率,停药后甲亢复发率很高。常用的药物有甲巯咪唑、他巴唑和丙硫氧嘧啶。

病情较轻、甲状腺轻度肿大的甲亢患者(尤其是20岁以下的年轻患者),一般首选药物治疗。对已产生压迫症状的重度弥漫性甲状腺肿或伴有甲状腺癌瘤(或结节)的甲亢患者可首选手术。

## 老年甲亢患者需要联合β-受体阻滞剂治疗

所有高度怀疑或已经确诊甲亢的患者均应考虑联合应用β-受体阻滞剂治疗,对老年甲亢患者以及静息时心率超过90次/分钟,或同时存在心血管疾病的其他甲亢患者尤为适用。

## 碘131治愈率高,但患甲减风险大

目前国内外认为,碘131治疗甲亢优于内、外科治疗,是比较理想的首选治疗方法,总治愈率在80%以上,疗效最好的是弥漫性甲状腺肿伴病情中等的甲亢患者。但是有碘过敏、明显突眼以及妊娠或哺乳期的甲亢患者均不适合。用碘131治疗甲亢,日后发生永久性甲减的风险较大,而且还会使患者突眼加重。应用心得安、阿替洛尔、美托洛尔或其他β-受体阻滞剂治疗,能减轻甲亢症状,尤其是心悸、焦虑和怕热症状,同时改善肌无力和震颤,还能改善易怒、情绪不稳和运动不耐受的程度。

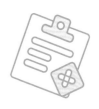

# 甲亢药物治疗注意事项

甲亢的治疗分为初治期、减量期及维持期，按病情轻重决定剂量。一般经过一段时间的治疗，至症状缓解或血甲状腺激素恢复正常时即可减药，大多数患者需4~6周的时间。进入减量期后，患者每2~4周减量1次，待症状完全消除，体征明显好转后再减至最小维持量，如此维持1.5~2年。

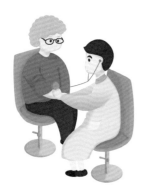

"服药后，一定要记得半月后复诊！"

有一次，刘女士出现不明原因的心慌、乏力、失眠、容易激动，月经稀少且不规律，开始以为是"更年期综合征"，后来去医院确诊是"甲亢"。医生给她开了他巴唑，每日1次，每次30毫克，并叮嘱她半个月后复诊。服药治疗后，刘女士的症状明显好转，但她忘记了去复诊。最近一个月，她感觉全身乏力、怕冷、心跳慢，说话嗓音嘶哑，遂到医院就诊，原来是"药物性甲减"所致。

## 药物治疗期间禁食海鲜

甲亢患者在治疗前应检查血细胞水平、肝功能等。服药期间应禁辛辣食物、海鲜、浓茶、咖啡、烟酒；保持心情平静、防止劳累。治疗过程中还要定期随访并复查甲状腺功能，注意有无口腔黏膜和咽部炎症，如出现咽痛、发热、毛囊及周围组织感染，应立即停用此类药物。还要定期检查血常规（注意中性粒细胞计数）。

## 甲亢的停药条件

甲亢的临床症状必须全部消失，病情稳定至少达1年。

平时维持剂量甲巯咪唑≤10毫克/天（丙硫氧嘧啶≤100毫克/天）达1年。

至少连续2年促甲状腺激素受体抗体（TRAb）检测阴性，且两次间隔时间为3~6个月。

三碘甲状腺原氨酸（T3）、四碘甲状腺原氨酸（T4）、促甲状腺激素（TSH）等指标完全恢复正常至少1年。

三碘甲状腺原氨酸抑制试验恢复正常。

停药后半年内复查血清游离三碘甲状腺原氨酸（FT3）、血清游离甲状腺素（FT4）、促甲状腺激素3次正常就可以长期停药了，停药半年、1年、2年、3年要复查甲状腺功能，3年不复发可以认为治愈。

# 左旋甲状腺素片：治疗甲减首选药

甲减主要是因为甲状腺激素的合成和分泌减少或者组织利用不足而导致的。甲状腺素分两种，也就是大家在化验单里经常看到的四碘甲状腺原氨酸和三碘甲状腺原氨酸。二者的主要区别在于，四碘甲状腺原氨酸在血中的浓度较高，是三碘甲状腺原氨酸的数十倍；而三碘甲状腺原氨酸的作用持续时间短、生物活性更强。

## 甲减需要终身服药

目前，治疗甲减的主要药物是四碘甲状腺原氨酸的人工合成品：左旋甲状腺素片。它的特点是长期疗效确切、副作用少、剂量易调节、肠道吸收良好、血清半衰期长、药物成本低等。左甲状腺素是本病的主要替代治疗药物，一般需要终身替代。此药在进入人体后会转化为三碘甲状腺原氨酸发挥生理作用，常见的商品名有：优甲乐、加衡、雷替斯等。不推荐单独应用左旋三碘甲状腺原氨酸作为甲减的替代治疗药物，也不推荐常规使用左甲状腺素/左旋三碘甲状腺原氨酸联合用药治疗甲减。

## 中老年患者服用甲减药物要检查心脏状态

小于50岁、既往无心脏病史的甲减患者可以尽快达到完全替代剂量；大于50岁患者服用左甲状腺素前要常规检查心脏功能。一般从每日25~50微克开始，每日口服1次，每1~2周复查，每次增加25微克，直至达到治疗目标。患缺血性心脏病的患者，起始剂量宜小，调整剂量宜慢，防止诱发和加重心脏病。服药方法首选早饭前1小时，与其他药物的服用间隔应当在4小时以上。

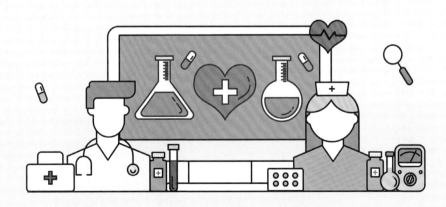

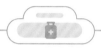

# 甲减药物使用常见问题

左旋甲状腺素片（L-T4）是治疗甲减的最佳药物选择，但仍有少数患者的反应欠佳。因此，干甲状腺片等药物还没有彻底退出历史舞台。甲减药物在使用过程中应该注意以下问题。

## L-T4与钙不可同服

有些药物，如碳酸钙、硫酸亚铁、硫糖铝、奥利司他、考来烯胺等，可能会对L-T4的吸收产生影响，因此，当有必要应用这些药物时，建议间隔4小时后再服用L-T4。

## 不同品牌药物不要随意切换

不同品牌的L-T4之间说不上有特别明显的差异。但是，对于身体虚弱、妊娠、幼儿以及甲状腺癌患者，仍需避免在不同品牌间进行切换，给药剂量的细微改变有可能对这部分敏感人群造成不利影响。

## 甲状腺功能正常者不要使用L-T4

不推荐甲状腺功能正常的人服用L-T4。曾有人将L-T4应用于肥胖、抑郁症、荨麻疹等疾病或者仅仅疑似为甲减症状的治疗，这都是不可取的。

## L-T4在治疗过程中的剂量调整

除一些特殊情况外，对于大多数甲减患者，血清促甲状腺激素水平是L-T4剂量调整的参考标尺。建议将促甲状腺激素值稳定在0.5~3.5毫国际单位/升，对于70岁以上高龄老人，目标应放宽至4~6毫国际单位/升。在L-T4治疗4~6周后，要根据促甲状腺激素的高低增减L-T4剂量。此后每4~6周循环测量、调整剂量，直至促甲状腺激素达标后，检测频率可降至每4~6个月1次，以后逐渐减少到1年1次。对于老龄、妊娠或体重存在较大变化的甲减患者，复查频率应适度提高。

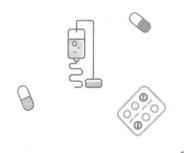

# 预防甲状腺疾病，控制情绪是关键

甲状腺是人体的主要内分泌腺，和遗传有关的免疫系统缺陷，或免疫系统紊乱，或精神刺激等因素，都可以引起甲状腺激素产生过多或过少，从而诱发一系列甲状腺疾病。所以预防甲状腺疾病，控制情绪尤为关键。

## 多与家人、朋友交流，学会释放坏情绪

中老年人的身心健康，与周围环境是密切相关的。家人、亲属、朋友都是该人群赖以生存的陪伴者，营造一种和谐的氛围，互助互爱、互相倾诉、释放宣泄至关重要。三五个朋友经常小聚，在可以释放情绪的环境，玩喜欢的娱乐活动，可以怡情。

**爱可以使人长寿**

英国有一项很有趣的研究发现，爱可以使人长寿，使人改善生活质量。这里的爱，指的就是家人、亲人对于患者的爱。老年慢性病患者特别需要的就是关爱。

## 有所乐有所喜好，免疫力加倍

喜好与专长的健康娱乐项目是老年人保持身心和血管健康、预防老年痴呆的法宝。喜好与专长的健康娱乐项目，可以让老年人增加自我存在感，增加自信。老年人应当固定时间，每天一次或每周两三次进行固定娱乐项目，比如打太极拳、抖嗡（抖空竹）、甩九节鞭、玩桥牌、下棋、钓鱼、慢跑、快步走、爬山等，在这些行为进行过程中，人体大脑中枢会释放积极的情绪物质"内啡肽"，这种物质可以使人精神旺盛、心情愉悦，增强免疫力。

## 参与公益活动，让心情平和

公共活动与公益组织的日常活动所体现的关键词就是"爱""奉献""互助""感恩""惜福""唤醒""团结""知识"等。而这些词语一旦成为日常生活中怀揣的信念，成为赖以自豪的信心和力量时，对一个人甚至一个群体的健康就会产生不可估量的影响。参与活动的成员会享受来自组织的关爱，会接收到最新的健康资讯，会分享到最新的健康理念，会反复验证自我的生活方式是否科学，会在帮助他人的过程中把好的习惯发扬，把坏的习惯摒弃。

# 甲状腺疾病的饮食禁忌

　　甲状腺疾病患者除了要改变不良的生活习惯，合理调节情绪外，也要注意日常饮食。哪些食物吃了好？哪些食物不建议吃？这对于甲状腺疾病患者很重要，尤其是因碘摄入不均衡导致的甲状腺疾病，更应注意饮食的禁忌。

## 甲亢患者饮食禁忌

① 甲亢患者由于甲状腺激素分泌过多，所以不能摄入过多的碘，因此需要忌碘饮食。像海带和紫菜以及各种海鲜，甲亢患者平时应该避免食用。

② 甲亢患者还应该避免辛辣刺激性食物，比如辣椒、烟酒、浓茶、咖啡等，这些可导致甲亢患者机体代谢更加旺盛，心跳加快，出汗更多。

③ 甲亢患者适当多吃甲鱼、河鱼等有滋阴、补肾、散结作用的食物。梨"生者可清六腑之火，熟者可滋五脏之阴"，也可适当多吃。

④ 合并白细胞减少的甲亢患者可食用补血生血的阿胶、龙眼肉，平时还可以用沙参、玉竹、麦冬等滋阴之品煲汤，用菊花、玫瑰花、莲子心等清热之品泡茶饮。

⑤ 柑橘类水果富含维生素C和钾，对甲亢患者预防低钾引起的周期性麻痹有利。

## 甲减患者饮食禁忌

① 甲减患者应避免重口味，平常饮食以清淡为主，尽量不吃生冷和油腻的食物。甲减宜温补，可选用温补的中药煲汤，如当归、黄芪、西洋参、枸杞子、桑葚等。

② 甲减患者多有黏液性水肿症状，可以多吃消肿利水的食物，如薏米、赤小豆等。

③ 中药中的人参、熟地黄、首乌等都是补益药，常用于甲减药方中。患者在用这些药物治疗期间不宜同时进食萝卜。

# 消化系统疾病:
# 饮食调理很重要

# 吃得太少会导致便秘

便秘是困扰老年人的一种常见病。在临床上，便秘的诊断标准是：排便次数小于每周3次，每次量少而且干硬，排便时费力，有排不尽的感觉，需要辅助排便，症状持续至少6个月。有人觉得每天都要排便，只要一天不排便，就认为自己便秘了。事实上，只要排便规律，就不算便秘。例如，如果一个人平常就是2~3天排便1次，一直保持这种规律，没有异常变化，就不是便秘。

## 便秘的5大原因

① **吃太少**
　　有"三高"的中老年患者，可能会因为饭量的减少，导致便秘。如果肠道内的食物量少到一定的程度，肠道就得不到有效刺激，没有办法正常蠕动，自然也就失去了正常的排泄功能。

② **膳食纤维摄入太少**
　　有的家庭几乎不吃粗杂粮，每天吃的蔬菜量也达不到500克，这样膳食纤维的摄入量远远达不到每天推荐的标准。如果膳食纤维长期摄入不足，肠道蠕动就会减慢，造成便秘。

③ **休息不好或焦虑**
　　肠道健康不只跟饮食有关，如果睡眠不足、过度操劳、情绪焦躁、交感神经长期兴奋，就会抑制肠道的蠕动，容易引起便秘。中老年人要养成规律的生活习惯，学会放松，多进行户外活动。

④ **喝水不足**
　　喝水少的人也非常容易出现便秘问题，因为肠道的蠕动是需要水分的。如果不喝水或喝水少，身体处于缺水的状态，肠道内水分不足，就可能造成便秘。

⑤ **机体功能退化**
　　老年人机体功能开始退化，肌肉开始萎缩，消化吸收能力也不断减弱，肠道蠕动能力不足，就很容易导致便秘。因此，日常生活中一定要多运动、加强日常营养。

## 便秘长时间不愈要警惕

　　如果便秘长时间不愈，患者千万不要迷信所谓的偏方，更不要乱用泻药，而是要到医院接受检查。如果便秘同时伴有腹泻、便血或大便隐血阳性、贫血、食欲减退、体重减轻、腹痛、包块、排便习惯改变等症状，就已经属于病态，应尽早到医院进行诊治。

# 便秘了可以用哪些药

便秘的治疗方法包括生活方式调整、药物治疗、心理治疗、认知功能训练、手术治疗等。治疗便秘的药物种类繁多，该如何选择呢？下面我们将介绍几种常见的通便药。

## 轻度便秘可使用甲基纤维素

麦麸、欧车前、车前草、甲基纤维素，这些药物在肠道内不被吸收，且自身吸收水分，可增加粪便含水量和粪便体积，使粪便变得松软，容易排出。轻度便秘患者可以选用，注意用药过程中多喝水。怀疑有肠梗阻的患者要慎用。

## 老年便秘患者家中常备乳果糖

乳果糖和聚乙二醇的疗效可靠，温和少刺激，肠道不吸收，可长期服用，是慢性心功能不全、肾功能不全、肛裂、肛周脓肿及长期卧床老年患者的福音，尤其是乳果糖，适合老年患者家中常备。

## 开塞露长期使用会形成依赖

开塞露、甘油、石蜡油可软化大便，润滑肠壁，灌肠效果佳，特别适合粪便干结患者，但要注意，长期使用可能引起依赖。如果家里有孩子，这类药一定要放在孩子拿不到的地方，避免误服。

## 这些泻药老年人不要用

比沙可啶、蓖麻油、蒽醌类（大黄、番泻叶、麻仁丸、木香理气片、苁蓉润肠口服液、当归龙荟片、通便宁片等中成药）、酚酞片，此类药物起效快，效果明显，价格便宜，易于购买。但长期使用会导致体内水分及盐分丢失，妨碍维生素及蛋白质等营养元素吸收，影响肠道神经系统功能，造成药物依赖、肠道蠕动慢和大便失禁。番泻叶等蒽醌类药物长期使用可导致大肠变黑；酚酞片因副作用太大，所以严格限制销售；硫酸镁属于盐类泻药，长期使用会导致高镁血症，不推荐老年人使用。

## 泻药联合益生菌，效果更好

双歧杆菌和乳酸杆菌，可改善肠道生态环境，促进肠道蠕动，与常规泻药联合使用可提高疗效，减少复发。便秘的治疗方法多种多样，即使现在大家了解了常见药物的选择要点，必要时也要及时就医，规律诊治，让便秘早日远离你。

# 腹泻不是小事，要重视

腹泻俗称"拉肚子"，主要是从两个方面来判断，一方面是大便稀溏；另一方面是排便次数增多。临床上认为，24小时内3次及以上的稀便或水样便，才能称得上是腹泻。剧烈腹泻或长期慢性腹泻可造成人体脱水、电解质紊乱和营养不良。

## 腹泻分急性和慢性

导致急性腹泻的原因主要是饮食因素。慢性腹泻的原因需要从多方面考虑，一方面是消化系统疾病；另一方面考虑体质因素。常见的消化系统疾病，如溃疡性结肠炎、慢性肠炎、结肠息肉等都有可能导致慢性腹泻。

## 急性腹泻在夏秋季高发

夏秋季节的温度比较高，细菌容易滋生，剩饭剩菜或熟食不加以适当贮存就容易被细菌污染，人吃了后容易使胃肠道感染。急性腹泻主要表现为大便次数增多，大便性状改变，严重时患者还可能出现高烧、呕吐等。饮食上要注意卫生，把好"入口关"，一定要将食物烧熟煮透，避免吃辛辣油腻的食物，多喝温开水，补充机体流失的水分。同时要保持手部卫生，用普通香皂或洗手液搓洗，然后用流水清洗干净，一般病菌都可以被消灭。

## 6种腹泻不要自行处理

不是所有的腹泻都能自行处理。急性腹泻当中有少数是严重的细菌感染，慢性腹泻有可能是其他疾病导致。遇到以下情况时，一定要去看医生。

除了腹泻，还有严重的腹痛、发热。

腹泻拉出来的是血性便。

腹泻超过14天。

来势汹汹的腹泻，一天排便8次以上。

做过基本处理措施，但还是慢慢地出现了疲乏无力、少尿、口渴、意识模糊。

# 拉肚子就吃药？你一直都做错了

我们日常生活中需要应对的腹泻通常都是急性的，而绝大多数急性腹泻都是普通感染造成的，大多病程短，无需特别治疗，一般自己就能恢复。如果使用抗菌治疗，可能会给身体带来不必要的损伤，如导致细菌耐药、破坏体内正常菌群等。所以，一腹泻就吃杀菌药，得不偿失。

## 腹泻首选蒙脱石散和补液盐

双八面体蒙脱石散（思密达、必奇）、药用炭（活性炭）、碱式碳酸铋（次碳酸铋）有收敛、吸附、保护肠道黏膜的作用。无论是感染性还是非感染性腹泻，首选保护剂，这种药物口服后会在肠黏膜表面形成一层保护膜，固定吸附有害病菌及毒素，使病菌不易侵入肠壁，保护并促进肠黏膜再生修复。主要用于治疗急、慢性腹泻，安全有效。

口服补液盐Ⅲ（处方药）除了可以补充因为腹泻导致的体液流失，还能轻微地减轻腹泻的量和腹泻的持续时间。老年人也可以自配糖盐水或者直接饮用含有适量电解质的运动饮料，也差不多可以替代口服补液盐的功效。

## 减少肠蠕动药，急性腹泻不能用

减少肠道蠕动的代表药物有洛哌丁胺（易蒙停、腹泻啶）、复方地芬诺酯（止泻灵、泻特灵），此类药物止泻效果强，一般用于严重、难以控制的腹泻，例如肠易激综合征，非特异性结肠炎，甲亢和胃、肠术后引起的腹泻。使用此类药物时有一点要牢记：不用于细菌感染性腹泻，因其强力的止泻作用，会妨碍肠道细菌排出，从而加重病情。

## 止泻药联合益生菌促进肠道菌群正常

益生菌，如双歧杆菌、地衣芽孢杆菌，可以促进肠道正常菌群恢复从而治疗腹泻，用于细菌、真菌或长期使用抗生素导致的肠道菌群失调所引起的腹泻。

## 一腹泻就吃黄连素是不对的

具有抑菌作用的盐酸小檗碱，即大家心目中的"万能止泻药"黄连素，虽然它对痢疾杆菌和大肠杆菌引起的腹泻有效，但它的抑菌作用微弱，对于其他病因所致的腹泻效果不佳甚至无效，所以黄连素不是万能的。

# 胃炎多是饮食习惯不当所致

造成胃炎的原因有很多，比如长时间的饮食不当、进食过多辛辣刺激性的食物造成胃黏膜损伤等都会诱发胃炎。另外，当胃肠道发生细菌或者病毒感染时，也会造成胃炎。其实，胃部疾病靠养更靠预防，很多不好的饮食习惯很伤胃。

## 胃炎到胃癌是有迹可循的

胃炎分为急性胃炎和慢性胃炎，慢性胃炎又分为慢性萎缩性胃炎和慢性非萎缩性胃炎。急性胃炎是各种病因引起的急性胃黏膜炎症，主要表现为胃黏膜充血、水肿、渗出、糜烂和出血等急性病变。

慢性非萎缩性胃炎是胃癌发生的第一步，但单纯的非萎缩性胃炎并不会增加患胃癌的风险。因此，即便被诊断为非萎缩性胃炎，也不用太担心。但如果同时有胃癌家族史、生活在胃癌高发区、或有胃溃疡等胃癌危险因素，则需要进行幽门螺杆菌根除治疗。慢性萎缩性胃炎，又被称为胃癌"癌前病变"。如果诊断出了萎缩性胃炎，患者必须进行幽门螺杆菌根除治疗，并且要定期复查。

## 胃部不适不要忍，应及时就医

对于胃疼、胃胀等不适，不少人抱着"忍一忍就过去了""熬一阵就好了"的态度，最后把小病拖成了大病。

要注意的是，如果胃部不适的情况长期、反复地出现，而且逐渐加重，一定要及时去医院就诊。

## 检查胃，首选电子胃镜

电子胃镜可以细致地观察到食管、全胃、十二指肠球部和十二指肠降部的黏膜情况，能对一些可疑的病变作重点观察。普通胃镜检查容易引起人的不适（比如感到恶心、想吐等）。担心自己无法接受的话，可以选择无痛电子胃镜。另外，也可以选择胶囊胃镜、上消化道造影和超声胃造影等检查，但它们没有电子胃镜检查那么精准。而且，如果通过这些检查发现了可疑病变，为了确诊，必要时还是得进行电子胃镜检查。

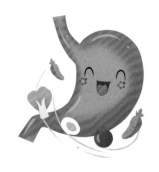

# "伤胃"的药怎么用

因某些药物或用药不当而引起的胃肠道损伤，称为"药物性胃病"。它可引起胃痛、胃灼热、反酸、恶心、呕吐、腹泻以及食欲减退等症状，重者发生胃黏膜糜烂、胃溃疡和出血，这种情况在老年人中更容易发生。因此，要警惕以下这些伤胃药。

## 解热镇痛药：长期使用最好根除幽门螺杆菌

如消炎痛、保泰松、布洛芬、多种含有西药成分的治疗感冒的中成药等，这类药物要尽可能少用或不用。如果根据病情需要长期使用，尽量选择副作用小的药物代替，也可以搭配抑酸护胃药一起在餐后服用；在用药前最好先进行幽门螺杆菌根除治疗。

## 激素：用药期间禁酒

如泼尼松、地塞米松等，常用于类风湿性关节炎、哮喘、慢性阻塞性肺疾病、血液系统疾病等的治疗。用药期间不能喝酒；多吃富含蛋白质、维生素等营养丰富的食物增强身体对药物不良反应的抵抗力；避免辛辣刺激、坚硬或太酸的食物；必要时可并用抑制胃酸分泌药物。要特别注意的是，如果出现腹痛、恶心、呕吐、呕吐物带血、大便发黑、大便带血等异常情况，应立即就医。

## 抗血小板药物：首选肠溶片，减少胃损伤

阿司匹林、氯吡格雷等，此类药是治疗冠心病、脑梗死的良药，但有引起胃溃疡、胃出血的风险。用药时做到以下几点能最大可能避免风险。

1.选用阿司匹林肠溶片，它可以通过胃到肠道里面才溶解吸收，减少对胃的直接伤害。

2.肠溶片需要餐前服用，以尽快通过胃，到达肠道吸收。

3.注意有无腹痛、黑便等胃肠道出血症状，定期检查大便隐血。

4.胃溃疡患者原则上不建议使用此类药，如必须使用，需配合抑酸护胃药物保护胃黏膜。

## 氯化钾：一定要稀释后再用

本药对胃黏膜有较强的刺激性，可引起上腹部不适、恶心、呕吐、腹痛、溃疡等并发症。患者在治疗时尽量选用水剂，切记要稀释后服用，最好餐后服用。

# 胃口不好，找吗丁啉帮忙

中老年人胃口不好，一般是由身体和心理两个方面导致的。比如消化系统功能退化，患有疾病，还有焦虑、抑郁、孤独等心理健康问题，都会伴有胃口不好的表现。

## 吗丁啉对心脏不好吗

常见的促进胃肠蠕动药有莫沙比利、多潘立酮（吗丁啉），能有效缓解肚子胀、吃一点就饱、嗳气、不消化等症状。说到多潘立酮（吗丁啉），不得不提最近几年来盛传的"吗丁啉对心脏不好"的观点。正确的观点是药物总会有副作用，不能因噎废食。欧洲药品管理局（EMA）经过历时1年专业评估以后，决定保留吗丁啉口服药，并提醒大家不要随便吃、多吃、长时间吃。

## 促消化药联合消化酶一起，效果更好

老年人消化不良，如果单用促进动力药效果不佳，加用消化酶后常常会有意想不到的效果。常见消化酶主要有以下几种。

### 常用消化酶药物和使用须知

| 代表药物 | 使用须知 |
| --- | --- |
| 多酶片 | 优点是便宜，缺点是效果一般 |
| 胰酶肠溶胶囊 | 除了急性胰腺炎早期和慢性胰腺炎的急性发作期不能用，可用于各种原因导致的老年人消化不良的治疗，疗效显著 |
| 复方消化酶胶囊 | "复方"二字说明该药成分复合，效果全面，除了补充消化道缺乏的消化酶，还能督促机体分泌胆汁和胰液。但效果全面是把双刃剑，有一点要记牢，急性肝炎和胆道完全梗阻患者禁用 |
| 复方阿嗪米特肠溶片 | 一种新型消化酶制剂，含有三种成分，不仅可以补充消化酶，促进胆汁和胰酶分泌，还能减少肠道气体，消除腹部胀气，治疗消化不良效果好。但肝功能不好、急性肝炎、胆道梗阻及胆绞痛患者禁用 |
| 米曲菌胰酶片 | 制造工艺先进，应用范围广，疗效好。但是在急性胰腺炎早期和慢性胰腺炎的急性发作期禁用 |

# 胃食管反流要注意饭后习惯

我们的胃就像一个有弹性的袋子，里面装着胃液、食糜等口味较重、酸度较高的混合物。胃的入口也是食管的末端，长着像一圈松紧带一样的食管下括约肌，收紧时可以防止"胃袋子"里的东西反流进食管。

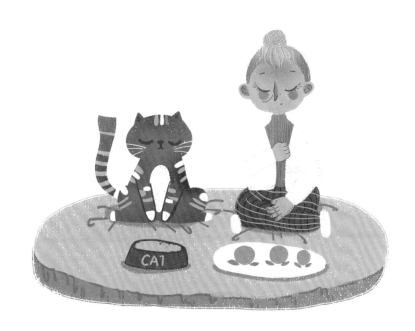

## 注意生活细节，减少胃食管反流

日常生活中减少胃食管反流的关键在于餐后保持直立，避免过度负重，不穿紧身衣，睡觉时抬高床头。另外，还要做到睡前3小时不进食，避免高脂饮食、咖啡因、酸辣食品、巧克力、烟酒、某些药物（如黄体酮、茶碱、多巴胺）等能使食管下括约肌肉松弛的物质。

## 胃食管反流者建议左侧卧

如果平时胃容易反酸，或者晚饭吃多了，睡觉时可以适当抬高床头或者垫高上半身（只把脖子部位垫高是没用的），然后向左侧卧着睡。这样可以让食管高于胃部，让胃酸不容易反流，人会睡得舒服一些。

# 便秘了，更要好好吃饭

有很多人认为少吃饭会缓解便秘，其实这是一个误区。前文也提到过，肠道是需要食物来刺激促进排便的，如果食物吃得不够多，粪便没有足够的原料，肠道当然排不出来。因此，便秘时不要拒绝吃饭，否则会加重便秘。

### 多吃粗杂粮，多喝水

粗杂粮消化后残渣多，可以增加对肠道的刺激，有利于大便排泄。正常人每千克体重每天需要90~100毫克膳食纤维来维持正常排便。便秘患者要多吃富含膳食纤维的蔬菜和水果，每天食用的量应不少于500克。保证摄入足够的水分，肠道中的水分减少，会导致粪便干燥，引起便秘，多喝水则可以帮助大便排出。

### 顺时针揉肚子

大肠始于右下腹，终于左下腹，如果想缓解便秘，可以经常揉揉肚子。正确的揉法是：以肚脐为圆心，在肚脐周围顺时针揉。不能上下左右随便揉。顺时针揉肚子可以作为缓解便秘的一个辅助方法，如果是长期顽固性便秘，患者还是需要通过改善饮食、加强运动，甚至需要用导泻药物进行治疗。

### 坚持运动

吃完饭立刻躺下，这对胃肠道的伤害是极大的。也不主张饭后半小时剧烈运动，可以散散步，促进肠蠕动。很多老年人喜欢打太极拳，这也可以促进肠胃蠕动，从而提高排便能力。

### 香蕉不能缓解便秘

传统的观念里，人们一直都认为吃香蕉可以缓解便秘，但这是一个误区。其实，香蕉对于缓解便秘没有什么特殊的作用。如果是没熟透的香蕉，其鞣酸含量高，食用后还有可能加重便秘。

# 腹泻期间不要禁食

以往认为，腹泻时就要少吃或不吃饭，好让胃肠道得到休息。但近年来的研究发现，禁食会加重脱水，进而加重病情，所以腹泻时建议适当进食。

## 大米粥营养单一，不推荐腹泻时吃

腹泻时，患者可以吃一些稀、软、易消化、有营养的食物，比如鸡蛋羹、粥、烂面条等，饮食应由少到多，由稀到稠，逐渐过渡到正常饮食。要注意的是，大米粥营养比较单一，不推荐腹泻时吃，因为患者本身营养流失较多，吃的也比较少。腹泻患者吃的粥里面，食物应该多样。

## 腹泻时，这些食物不要吃

做到以上这些的同时，还要注意有些东西不能吃。富含膳食纤维的水果与蔬菜，如菠萝、柚子、柠檬、柑橘、西瓜、橙子、青菜、菠菜、笋、茭白等；容易引起胀气的食物，如牛奶、豆类及豆制品，尤其注意高糖及高淀粉类食物（如土豆、南瓜、红薯等）也会在肠内发酵加重胀气，腹泻时也不要吃；另外，辛辣刺激及油腻食物也不宜食用。

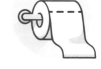

## 预防腹泻，食用这3种食物要注意

### 未充分加热的豆浆

豆浆煮开后一定不要立即关火，至少要沸腾5分钟以后才能清除掉里面的有害物质，否则会引起腹泻、头晕、恶心和呕吐等中毒现象。

### 未熟透的四季豆

四季豆含有皂素、植物血凝素等有害物质，没熟透就食用的话，这些物质就会导致腹痛、腹泻、呕吐、头晕、心慌、胸闷、冒冷汗、四肢发麻等症状。

③

### 新鲜的黄花菜

成年人吃50~100克新鲜的黄花菜就可能会中毒。中毒后会出现口渴、恶心、呕吐、腹痛、腹泻等不适，严重的会肌肉疼痛无力、手指脚趾发麻。新鲜黄花菜要放入开水锅焯熟透，放凉水中浸泡2小时以上再食用。

# 这些食物才真正养胃

胃部疾病与饮食关系最密切，饮食不当，可能加重病情，而吃得对有时比吃药管用得多。胃炎患者的饮食宜按时定量、营养丰富，平时多吃含维生素的食物，还应尽量避免过酸、过辣等刺激性食物及生冷不易消化的食物。

### 胃炎患者从清淡流质食物开始

急性胃炎时呕吐、腹泻严重者可禁食1或2餐，消化道出血者禁食24～48小时。之后清淡流质饮食，如米汤、藕粉、稀果汁，逐渐过渡到稠米汤、嫩蛋羹。随着病情好转，可进食低脂、少渣、半流质食物，如米粥、肉末、烂面条等。

### 水果和蔬菜可以预防胃癌

健康膳食要求我们每天食用充足的水果蔬菜。对胃而言，多吃水果蔬菜也有很多好处。虽然具体数据不一，但多项对照研究都发现，摄入水果和蔬菜可以在一定程度上预防胃癌，这可能跟其中的维生素C以及膳食纤维有关。

### 苏打饼干、苏打水可缓解胃痛

很多人时不时胃痛都与胃酸相关（不一定是胃酸多），最好的止痛方法就是服用抑酸药物。由于苏打水、苏打饼干中添加物的碱性特点，这类食物也能起到一定中和胃酸的作用，从而可以缓解胃痛。

### 山药养胃，但要选对品种

山药是一种温和、滋补的食物。山药特有的黏蛋白物质能够滋润胃黏膜，起到保护胃的作用，对治疗胃痛也有一定的作用。但不同品种的山药有很大的差异，养胃要选口感绵密、糯而面、黏而粉的铁棍山药。

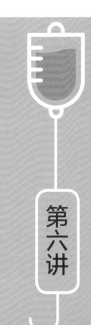

# 贫血与营养不良:
# 食物多样,要吃肉

# 1/3的贫血与营养不良有关

老年人群贫血发病率很高，并且与死亡风险增加有关。蛋白质-能量营养不良症通过诱导机体免疫缺陷，使患者出现贫血。贫血的病因中，营养不良约占总数的1/3。

## 老年人贫血的发生率为63%

贫血是老年人群的一个危险因素，据报道，老年人贫血的发生率为63%，在平均年龄为72.5岁的老年群体中，6.1%的女性和8.1%的男性患有轻度贫血，且死亡率的增加与血红蛋白值<110克/升有关。对老年患者来说，贫血患病率高，病因各异，一旦发现需尽可能明确病因，同时需尽快评估严重程度，以便开展针对性的治疗。

## 老年性贫血的诊断标准

世界卫生组织提出的贫血诊断标准为：血红蛋白值<120克/升（男性）和110克/升（女性）。国内目前尚无60岁以上老年人贫血的统一标准，鉴于老年人的红细胞计数和血红蛋白浓度在男女之间差别不大，目前认为，红细胞<$3.5 \times 10^{12}$个/升，血红蛋白值<110克/升，红细胞压积<35%作为老年人贫血的标准较为合适。

## 贫血≠低血压

很多人会把贫血和低血压搞混，那么贫血是低血压吗？看起来这两种疾病在我们身上表现的症状是差不多的，但其实这是两个概念。贫血是指循环血液中的血红蛋白含量、红细胞数及红细胞总体积减少的一种综合性病理状态；低血压是指成年人的血压长期<90/60毫米汞柱，常见的为慢性低血压，多见于体质较瘦弱的人，并以女性为主。

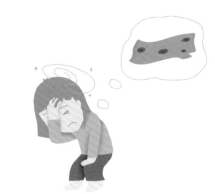

### 老年人贫血的主要原因

| ① | ② | ③ | ④ |
|---|---|---|---|
| 营养不良。 | 慢性肾病。 | 慢性感染性炎症。 | 不明原因的贫血。 |

# 缺铁性贫血，补铁的同时补维生素C

缺铁性贫血是由于体内缺少铁而影响血红蛋白合成所引起的一种老年性常见贫血类型。当机体对铁的需求与供给失衡，导致体内贮存铁耗尽，继而引发红细胞内铁缺乏，最终引起缺铁性贫血，以血清铁浓度（＜500微克/升或8.95微摩尔/升）和血清转铁蛋白饱和度（＜15%）均降低为贫血特点。

## 贫血纠正后需要继续补铁6个月

铁对于红细胞的产生至关重要，缺铁是最常见的一种营养缺乏类型。缺铁性贫血的患者首选口服铁剂，以二价铁盐为佳，贫血纠正后需继续治疗6个月，以补充贮存铁，避免复发。口服铁剂时禁饮茶、咖啡和牛奶；注射铁剂，仅限于口服铁剂效果不好或不能耐受者。

## 补铁的同时补充维生素C，可以促进铁吸收

补充铁剂的同时可以适当多吃蔬菜和水果，如猕猴桃、橙子、黄瓜、苋菜、菠菜等。新鲜水果、蔬菜中富含维生素C、叶酸，维生素C可以促进铁的转化和利用，叶酸可以预防恶性贫血，有利于血红蛋白的合成。

## 红糖、红枣不补血

红糖是没有经过精炼的糖，其中96.6%的成分是糖类，包括铁在内的矿物质含量非常少。靠红糖"补血"是不靠谱的，在血糖低的时候喝一杯红糖水倒是可以很快升高血糖，给身体补充能量。红枣也是含糖量高，含铁量很低。干枣中的铁含量大概是2毫克/100克，鲜枣中的更低，只有1.2毫克/100克，而且枣里面的铁不易被人体吸收。

还有就是盛传的阿胶补血养颜一说。其实阿胶是由驴皮熬制的，主要成分是胶原蛋白。而胶原蛋白是不能完全满足人体对氨基酸的需求的，所以是一种劣质蛋白，补血更是谈不上了。

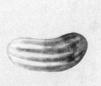
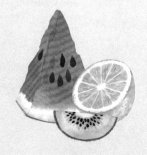

# 巨幼红细胞性贫血，
# 服用叶酸和（或）维生素B$_{12}$

巨幼红细胞性贫血主要是体内缺乏维生素B$_{12}$和（或）叶酸所致，亦可由遗传性或药物等获得性脱氧核糖核酸合成障碍引起。导致该病的主要原因为维生素B$_{12}$和（或）叶酸摄入不足、胃肠道术后吸收障碍、抗叶酸制剂使用等。检测血清维生素B$_{12}$水平＜200皮克/毫升（150皮摩尔/升），提示维生素B$_{12}$严重缺乏，而＞400皮克/毫升（300皮摩尔/升）基本可以排除维生素B$_{12}$缺乏。

## 补充叶酸或维生素B$_{12}$时注意补钾

叶酸缺乏者口服叶酸5~10毫克，每天3次，维生素B$_{12}$缺乏者可每日肌肉注射维生素B$_{12}$ 100微克，直至贫血恢复。若治疗效果不好，应考虑是否同时合并缺铁。在补充叶酸或维生素B$_{12}$后需注意及时补充钾盐，因新生红细胞生产，细胞外钾离子转移至细胞内，导致血钾降低，易发生心血管意外。

## 不可自行调整药物剂量和更换药物

长期注射维生素B$_{12}$的贫血患者，需注意有无摄入过量的不良反应，比如神经系统症状加重，患者可出现晕眩、手足麻木、认知衰退。巨幼红细胞性贫血患者除了有贫血症状外，消化道症状也比较突出，如厌食、腹胀、腹泻、便秘等。几天不摄入叶酸即可影响血清叶酸水平，因此，不建议患者在无医嘱的情况下自行调整剂量。频繁换药不但达不到理想的治疗效果，还可能因此导致病情更加严重。

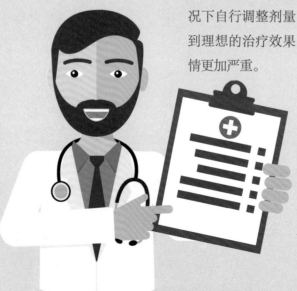

# 慢性病性贫血：多由炎症、恶性肿瘤导致

慢性病性贫血是指继发于慢性感染、炎症和恶性肿瘤的一种贫血，表现为红细胞寿命缩短、铁代谢障碍、炎症性细胞因子增多导致红细胞生成素减少，以及骨髓对贫血的代偿性增生反应抑制。迄今尚未找到合适的名称，有文献称为细胞因子介导的贫血，20世纪后期以来统称为慢性病性贫血。

## 以积极治疗慢性病为首要任务

慢性病性贫血，顾名思义就是由于慢性疾病所导致的一种贫血。在治疗上主要还是以积极治疗慢性病为主，只有慢性病得到有效控制后，贫血才会随之改善，而一味地补充铁剂收效甚微，除非是同时患有慢性病性贫血和缺铁性贫血才可适当补充铁剂。

## 贫血非常严重，可输血治疗

慢性病患者，尤其是肿瘤患者，其基础疾病并不是那么容易控制的，有的人病情稳定，但仍有持续贫血，更有甚者，原发病的病情随着贫血还在持续发展，这该怎么办？如果贫血非常严重，特别是老年人，可以适当进行输血治疗。此外，这一类贫血患者还可以接受重组促红细胞生成素（EPO）治疗，可以改善贫血，减少输血量，提高生命质量。但需要注意的是，如果是肿瘤患者，使用促红细胞生成素治疗后，有可能促使肿瘤发展和增加血栓栓塞的风险，所以不建议未接受过化疗的肿瘤患者使用。

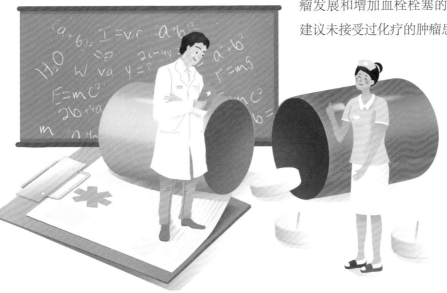

# 治疗贫血，找到病因是关键

很多人会觉得，如果查出贫血，回家补血补铁就好了。这其实是一个非常错误的认知。贫血的治疗主要包括两个方面，一是针对病因（原发病）的治疗；二是针对贫血的对症支持治疗。比如痔疮出血导致的缺铁性贫血，一定要先治疗痔疮，其次才是补铁治疗，比如服用铁剂，或者静脉输注铁剂。

## 女性45岁以后，要注意月经量增多导致的贫血

女性45岁之后，卵巢功能逐渐衰退，身体机能也慢慢走下坡路，各种不适也逐渐出现。相比于年轻的女性，她们更容易患上恶性疾病。卵巢功能衰退，体内首先减少的是孕激素。这种情况下子宫内膜只有雌性激素刺激，没有孕激素转化，很容易增生过度。一旦突破内膜，就会大出血，可以是较多的血流或者较多的大血块。如果出血很快止住，就问题不大。但是如果出现头晕、昏倒、乏力等情况，极可能合并贫血，甚至休克早期，需要及时到医院就诊。

## 增强抵抗力，也是治疗贫血的一部分

老年贫血患者除了注意调整饮食结构，改善偏食的习惯，保证营养摄入均衡以外，还需在优化营养的基础上进一步调整全身状态，减少由缺铁性贫血带来的组织器官携氧能力下降等身体功能障碍。每天进行轻量或适量（根据自身心功能及个人耐受情况而定）的活动，如打太极拳、散步、跳广场舞等，愉悦身心的同时还可以促进食物消化及营养吸收，增强抵抗力。

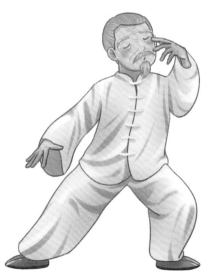

# 食物防治贫血，安全有效

缺铁性贫血、叶酸和（或）维生素B<sub>12</sub>缺乏所致的巨幼红细胞性贫血都属于营养性贫血，患者只要在日常饮食中注意多摄入富含铁、叶酸和维生素B<sub>12</sub>的食物就可以有效预防和治疗。下面就来看看哪些食物富含这些营养素，日常生活中要怎么吃、怎么补。

### 红肉、动物血、动物肝脏中含铁丰富

猪肉、牛肉、羊肉等红肉，都含丰富的血红素铁。各种动物血的血红素铁含量也比较高，如猪血的铁含量为9毫克/100克。猪肝的铁含量高达23毫克/100克，吸收利用率也高。这里要注意，食物中的铁分为血红素铁和非血红素铁。血红素铁主要存在于动物血液、肝脏中，植物性食物中的铁均为非血红素铁。而人体对血红素铁的吸收率高于非血红素铁。

### 水果含叶酸高且不易流失

含叶酸的食物很多，但人体真正能从食物中获得的叶酸并不多。比如蔬菜贮藏2~3天后，其叶酸会损失50%~70%；煲汤等烹饪方法会使食物中的叶酸损失50%~95%；盐水浸泡过的蔬菜，其叶酸也会损失很多。因此，要改变一些烹制习惯，尽可能减少叶酸流失。相对蔬菜而言，水果中叶酸的损耗相对较少，如猕猴桃、柑橘、香蕉等都是补充叶酸的好选择。富含叶酸的食物还有芦荟、西蓝花、蛋黄、胡萝卜、牛奶等。

### 维生素B<sub>12</sub>主要存在于动物性食物中

维生素B<sub>12</sub>是人体造血必不可少的原料之一，足量的维生素B<sub>12</sub>能够使叶酸充分地被吸收。维生素B<sub>12</sub>广泛存在于动物性食物中，肉和肉制品是其主要来源，尤其是牛肉和动物内脏，如牛肾、猪肝、猪心、猪肠等，海产品如鱼、蟹类等，牛奶、鸡蛋中维生素B<sub>12</sub>含量也很丰富。在补充维生素B<sub>12</sub>时应注意，它很难直接被人体吸收，而叶酸和钙可使维生素B<sub>12</sub>获得较好的吸收利用效果，有利于维持人体的功能活动。

# 测一测你是否营养不良

老年人的营养问题主要表现为营养不良与营养过剩并存，且较其他年龄段人群更为严重。微型营养评定法（MNA）是一种营养风险筛查工具，使用方便，主要通过近期体重丢失情况、体重指数、急性疾病或应激、活动情况、精神状态、自主进食情况来评定。

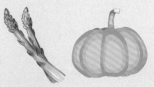

## 微型营养评定法（MNA）

| 指标 | 分值 | | | |
|---|---|---|---|---|
| **近3个月体重丢失** | >3千克 | 不知道 | 1~3千克 | 无 |
| | 0分 | 1分 | 2分 | 3分 |
| **BMI** | <19 | 19~21 | 21~23 | >23 |
| | 0分 | 1分 | 2分 | 3分 |
| **近3个月有应激或急性疾病** | 否 | | 是 | |
| | 0分 | | 2分 | |
| **活动能力** | 卧床 | 能活动但不愿意 | | 外出活动 |
| | 0分 | 1分 | | 2分 |
| **精神疾病** | 严重痴呆抑郁 | 轻度痴呆 | | 没有 |
| | 0分 | 1分 | | 2分 |
| **近3个月有食欲减退、消化不良、咀嚼吞咽困难等** | 食欲严重减退 | 食欲轻度减退 | | 无这些症状 |
| | 0分 | 1分 | | 2分 |

以上总分共计14分。分值12~14分，提示营养状况良好；分值8~11分，提示营养不良风险；分值0~7分，提示营养不良。

# 饮食习惯是导致营养不良的首要原因

老年人因长期偏食、饮食习惯不良等很容易营养不良。营养不良可使机体免疫功能降低、感染机会增加、组织器官萎缩加速、手术切口愈合延迟、抑郁症患病率增加、生活质量降低等。

## 合理的饮食结构+良好的生活习惯才有健康好身体

不管是肥胖的还是正常体型的人，或多或少会遇到营养不良的问题，比如缺乏维生素C可能出现牙龈出血，缺铁会导致缺铁性贫血。如果平时注意以下两点，就不用太担心营养不良的问题。

### 改变不良饮食结构

仅仅多吃富含营养的食物是不够的，还要戒掉饼干、薯片等加工食品，奶茶、可乐等含糖饮料，适当少吃细粮主食。尽量多吃各种蔬菜，尤其是深颜色的叶菜类和瓜茄类，这类食物热量都比较低，而且维生素、矿物质以及植物化学物的含量非常高。

### 养成良好的生活习惯

首先饮食要规律，按时吃饭。其次管住嘴，迈开腿，脂肪才不容易在身上堆积。再次是早睡早起，不熬夜，保证睡眠。最后是不抽烟，少喝酒。

## 肥胖的老年人更容易营养不良

肥胖是因为摄入的热量过剩，而不是营养过剩。深加工的白米饭、白面条、大油饼，能量高、营养少，远比不上全谷物粮食和薯类；煎、烤、炸、炒等油腻菜肴，和蒸、煮、焯拌的低油清爽菜肴相比，营养更少。肥胖的人因为体重更重、块头更大，和同龄正常体重的人比，就需要更多的营养，来维持身体正常运作。这就像一辆大货车跟一辆轿车相比，货车需要更多燃料一样。而且很多肥胖的人，因为营养不良，容易诱发代谢综合征，进而更容易变胖。

# 老年人不爱吃肉易导致营养不良

　　随着生活质量的提升，高脂肪、高血压、高血糖已成为常见病。为了预防"三高"，很多老年人拒绝吃肉。其实，这是错误的。如果不注意营养均衡，反而容易导致身体免疫力下降，更易诱发疾病。

## 吃肉并不会导致胆固醇上升

　　人体内的胆固醇70%~80%由肝脏合成，只有很小一部分是来自饮食。而且，食物中的胆固醇其实是一种脂类，它是人体所需要的一种营养物质。食物中的胆固醇对血液中的胆固醇影响并不大。但是猪肉、牛肉、羊肉等红肉，仍然要少吃，因为红肉中的脂肪里往往含有大量不利健康的饱和脂肪酸。

## 肉与豆类搭配，防止动脉硬化

　　豆类中含有大量的卵磷脂，可以乳化血浆，让胆固醇和脂肪颗粒变小，不向血管壁沉积，防止动脉硬化斑块的形成。比如瘦肉炒黄豆、炖肉加腐竹等菜肴均可。

## 吃畜不如吃禽，吃禽不如吃鱼

　　"四条腿的不如两条腿的，两条腿的不如没有腿的"说的就是吃猪、牛、羊这些畜类的肉不如吃鸡、鸭、鹅这些禽类的肉，吃鸡、鸭、鹅不如吃鱼类和海鲜。畜类肉里面的脂肪含量高，不易消化还影响血糖血脂；禽类脂肪较少；而鱼肉好消化，脂肪含量低，而且还含有丰富的优质蛋白质。有心血管疾病的患者吃鱼肉，还能够预防老年痴呆，特别是海鱼，要比河鱼更有益健康。因此，老年人平时可以少吃红肉，多吃白肉。

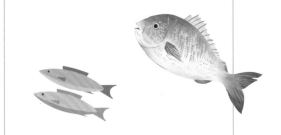

　　随着年龄的增长，老年人营养状况逐渐恶化，肾功能逐渐衰减。关注老年贫血及营养，定期做老年营养筛查及评估，给予营养支持及纠正贫血治疗，对减少住院率，改善老年患者预后具有积极意义。

# 骨质疏松:
# 绝经期女性患病率高

# 测一测你患骨质疏松的风险

通常来说，骨量丢失12%以上时才会出现骨痛，所以不能用腰腿是否疼痛来判断是否患有骨质疏松。

## 1分钟测试出你患骨质疏松的风险

1.有没有轻微碰撞或跌倒就会发生髋骨骨折的情况？　□

2.是否曾经因为轻微的碰撞或者跌倒就伤到自己的骨骼？　□

3.经常连续3个月以上服用可的松、泼尼松等激素类药品吗？　□

4.身高是否降低了3厘米？　□

5.经常过度饮酒吗？　□

6.每天吸烟超过20支吗？　□

7.经常患痢疾腹泻吗？　□

女士回答：8.是否在45岁之前就绝经了？　□

女士回答：9.曾经有过连续12个月以上没有月经(除了怀孕期间)吗？　□

男士回答：10.是否患有勃起功能障碍或缺乏性欲的症状？　□

**只要其中有一题回答结果为"是"，即为阳性，表明有患骨质疏松的风险。**

该测试题来自：国际骨质疏松症基金会（IOF）骨质疏松症风险1分钟测试题。

## 双能X线，诊断骨质疏松的"金标准"

想知道是否患有骨质疏松，需要做双能X线骨密度测量，该检查方法简便、快速，临床应用广泛，是全世界范围公认的金标准。但受仪器及影像科医生的影响，建议每次做该项检查时，选择同一家医院。

对于≥65岁的女性和≥70岁的男性，可直接进行双能X线吸收检测法进行骨密度检测；对于<65岁绝经后的女性和<70岁的老年男性，且伴有脆性骨折家族史或具有骨质疏松危险因素的人群，建议自行或于医院进行量表（国际骨质疏松症基金会骨质疏松症风险1分钟测试题）检查，高风险人群再进行双能X线骨密度测量，从而明确诊断。如果已经出现骨量减少，就需要开始补钙了。

# 预防骨质疏松要"趁年轻"

年轻时，骨骼的生长速度要大于磨损速度，总体上处于"收支平衡"或"稍有盈利"的状态。但是30岁以后，随着年龄增长、运动量减少、激素水平降低，骨骼状况很快就会变得"入不敷出"。人体骨骼中的矿物含量在30~45岁时达到最高，医学上称之为峰值骨量。峰值骨量越高，到老年发生骨质疏松症的时间就越迟，程度也越轻。所以，预防骨质疏松从年轻时就要开始。

## 绝经期女性患骨质疏松风险高

女性在绝经后的5年内，其骨质流失加速，基本会流失掉15%~20%的骨质，所以中老年女性患骨质疏松的风险增大。研究表明，2016年，中国60岁以上的老年人中，男性骨质疏松率为23%，女性骨质疏松率却高达49%。2018年《中国居民骨质疏松症流行病学调查》结果显示，40~49岁的女性中，就有4.3%的人已经患上了骨质疏松，50岁以上的女性患骨质疏松的概率直接飙升到32.1%，65岁以上更是高达51.6%。

在这里要特别提醒一下中老年女性，绝经期前后这个阶段极需补钙。50岁以下每天需要800毫克的钙，50岁以上每天需要1 000毫克的钙（一般一瓶250毫升的纯牛奶，含钙量为250毫克）。必要时可以选择服用钙补充剂。

## 骨质疏松症一定要积极治疗

世界卫生组织明确指出：骨质疏松症是一种与增龄相关的骨骼疾病，随着年龄增长发病率增高。换言之，人体就像房屋一样，随着时间的推移，骨骼如同房屋的钢筋，开始"生锈"，抵抗外力的能力也相应减弱。据估计，全世界每3秒就发生一例骨质疏松性骨折，50岁以后约1/3的女性和1/5的男性将会罹患一次骨折，而骨折后带来的各种并发症会严重降低老年人的生活质量及生存周期，因此，骨质疏松症一定要治疗。

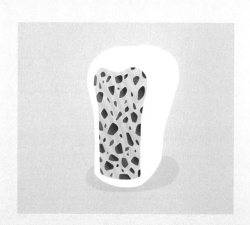

# 老年人腰背疼痛要警惕

　　驼背、腰背酸痛是老年人的常见表现，但是这里隐藏着一种疾病，经常被我们忽视，那就是骨质疏松症。骨质疏松症是指由骨量下降、骨微结构破坏导致的骨强度下降、骨折风险增大的全身性疾病。骨质疏松的主要症状有腰背部疼痛，脊柱变形，身长缩短，驼背，胸腰椎、髋部、前臂远端和肱骨近端骨折。

> "做个双能X线检测，看看有没有骨质疏松。"

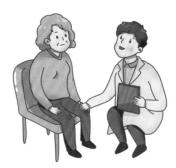

　　急诊室外，一家人推着一个一直喊疼的银发老太太进了门。原来，老太太在家做家务，起身时没站稳，摔了一跤。据大儿子描述，老太太今年82岁，平日里身体很硬朗，也就这两年开始有点驼背，偶尔腰酸背疼，吃了孙子给她从国外买的补钙营养品，没什么效果。急诊医生通过和老太太的交流，已经初步判断她是股骨颈骨折。医生让老太太去拍个片子，等稳定后做个双能X线检测，看看有没有骨质疏松。她的女儿突然发出疑问："我们家营养跟得上啊！我妈早上运动，中午还晒太阳，钙也没少补，怎么会骨质疏松？"于是，医生放下手中的笔，抬头问道："你们真的了解什么是骨质疏松吗？"

## 老年人骨质疏松的原因

① **性激素水平降低**
性激素不足会导致骨头形成和骨头的分解过程受到破坏。

② **钙的摄入量减少**
很多老年人会忌口，对钙的摄入量太少，但身体里的钙却在不断地流失。

③ **维生素D不足**
很多老年人户外活动次数少，使维生素D来源及转化不足。

④ **运动量减少**
运动强度下降使骨骼所承受应力减少，导致骨骼出现废用性疏松。

# 治疗骨质疏松，药物+运动效果好

简单来讲，骨质疏松症是骨代谢异常造成的。所以，骨质疏松症的治疗不是单纯补钙，而是综合治疗，包括提高骨量、增强骨强度和预防骨折等。也就是说，调整饮食、合理用药、坚持锻炼、做好防护，这些措施都要有。

## 常用治疗骨质疏松症药物的分类及作用

| 药物分类 | 代表药物 | 作用 | 注意事项 |
|---|---|---|---|
| 双膦酸盐制剂 | 包括阿仑膦酸钠、唑来膦酸等 | 能够特异性结合到骨重建活跃的骨表面，抑制破骨细胞功能，从而抑制骨吸收，可有效降低骨质疏松骨折风险，提高骨密度，口服即可有效改善骨密度 | 对于不能口服或依从性差的患者，可静脉滴注 |
| 降钙素 | 包括鲑鱼降钙素和鳗鱼降钙素 | 通过抑制破骨细胞活性，减少破骨细胞数量，缓解骨痛，增加活动功能，改善钙平衡 | 有鼻喷剂和皮下注射制剂 |
| 外源性甲状旁腺素类似物 | 特立帕肽 | 激活骨重建，促进骨形成，增加骨密度 | 为皮下注射制剂 |
| 中医中药 | 仙灵骨葆胶囊（片）、骨疏康胶囊（颗粒）、金天格胶囊或强骨胶囊等 | 可减轻骨质疏松症状，仙灵骨葆胶囊（片）改善骨密度 | 中药可与钙剂、维生素D及其他抗骨质疏松症药物合用 |

## 运动能降低将来发生骨折的风险

缺乏运动或体力劳动也是导致骨质疏松的重要原因之一。只是"食补""药补"，却不运动，骨质疏松一样好不了。保持正常的骨密度和骨强度需要不断的运动刺激，缺乏运动就会造成骨量丢失，所以坚持锻炼对预防骨质疏松很有好处。不过不要一味追求多运动，可以从自己感觉舒服的运动开始，逐渐增加运动强度。

# 补钙的同时不要忘了补维生素D

骨骼健康不仅仅取决于钙摄入是否充足，还与磷、镁、维生素D、维生素K以及蛋白质等营养素有关。维生素D能促进钙的吸收，只是一味补钙，身体没法吸收，也是没有用的。

## 常用钙剂的选择

常用的钙剂有醋酸钙、乳酸钙、葡萄糖酸钙、柠檬酸钙、碳酸钙等，它们的肠吸收率分别为32%、32%、27%、30%、31%，无显著差异。

**柠檬酸钙**

作为食品强化剂，吸收效果要比无机钙更好。可以用于多种食品的强化，包括婴儿配方食品、乳制品、运动饮料、谷物制品等。

**碳酸钙**

含钙量最高的一种，虽不溶于水，但在胃酸中溶解，且有良好的吸收率。现已成为剂型最多、应用最多的补钙剂。

**葡萄糖酸钙、乳酸钙**

由于钙含量低，单纯制剂越来越少，多与其他钙盐一起制成复方制剂应用，如多种钙片、可口钙片等。

### 常用钙剂的钙含量和服用剂量

| 代表药物 | 钙含量 | 补1 000毫克钙需服用的剂量 |
| --- | --- | --- |
| 碳酸钙 | 40% | 2.5克 |
| 氯化钙 | 27% | 3.7克 |
| 磷酸氢钙 | 23% | 4.3克 |
| 乳酸钙 | 13% | 7.7克 |
| 葡萄糖酸钙 | 9% | 11.0克 |

## 老年人每天钙和维生素D的补充量

低骨量、伴有骨折高风险的老年人，可以将补充钙剂和（或）活性维生素D作为基础措施之一。口服活性维生素D和钙剂可以增加肌肉力量和平衡能力、降低跌倒及骨质疏松骨折风险。60岁及以上老年人因缺乏日照，以及摄入和吸收障碍常有维生素D缺乏的现象，老年人群及老年骨质疏松症患者建议钙剂摄入量为每天1 000～1 200毫克，维生素D摄入量为每天800～1 200国际单位。

# 补钙注意事项

　　钙剂一般是在食补没有达标的时候，作为补充剂来使用的。骨质疏松症患者千万不要过分依赖于钙剂，而忽略了从日常饮食中获取钙。如果老年人没有喝牛奶的习惯，也不喜欢吃蔬菜和豆制品，可以考虑钙剂。

## 单次钙摄入越多，吸收越低

　　钙剂推荐选择单片剂量小的，如200~300毫克1片的，因为单次钙摄入的量越大，吸收比例越低，少量多次补效果更好。补钙的时间推荐是吃饭时或吃饭后。中老年朋友们在吃完晚饭后可以回想一下当天的饮食，如果没有喝牛奶，没有怎么吃豆制品、绿叶菜，可以补充钙剂。如果食物补充足够，钙剂完全可以不用吃。

## 液体钙不一定比钙片好吸收

　　市面上的钙产品，无论是碳酸钙、磷酸氢钙还是乳酸钙，也无论是液体还是固体，吸收效果都差不多，而补够量才是最关键的。这里值得注意的是，每天推荐的补充量，指的是钙元素的量，而钙片的量并不等同于钙元素的量，比如1克碳酸钙中约含有400毫克钙元素。补充之前要看清楚量，并且要计算好自己需要的量。

## 吃钙片不会导致结石

　　结石的形成，多是因为自身代谢出了问题，而不是因为补充了钙剂。胆结石主要成分是胆固醇或胆色素，与钙并没有多大关系，所以吃钙片不会导致胆结石。此外，也没有证据显示肾结石与补钙有关。食用牛奶、豆制品等富含钙的食物，也不会增加患肾结石或肾结石复发的风险。

## 喝骨头汤不能防治骨质疏松

　　实验证明，同样是一碗的量，牛奶中所含的钙要远远高于骨头汤。实际上，骨头汤里溶解了大量脂肪，老年人经常吃，对防治心脑血管疾病非常不利，还可能引起其他健康问题。

# 食物是补钙最佳选择

均衡饮食尤其是保证奶量是补钙的最佳途径。中国营养学会推荐的成年人钙摄入量是每天800毫克，50岁以上每天至少要1 000毫克。只要每天喝点牛奶，吃够大豆制品和绿叶蔬菜，是可以满足这个量的。

## 牛奶中钙的吸收利用率高

牛奶中含有丰富的钙，同时牛奶含有的乳糖、维生素D还可促进钙吸收，因此，牛奶里钙的吸收利用率很高。普通成年人每天推荐牛奶的摄入量为300毫升，相当于1袋纯牛奶加1盒无糖酸奶。50岁以上中老年人每天推荐的牛奶摄入量为500毫升，相当于2袋纯牛奶。如果有乳糖不耐受，可选零乳糖牛奶或酸奶。

## 每天吃50~100克豆腐

除了奶和奶制品之外，豆腐、豆腐干、豆皮等大豆制品也是钙和蛋白质的良好来源，比如100克北豆腐、豆腐干的钙含量分别为138毫克、308毫克。但要注意，豆浆、嫩豆腐、腐竹等含钙相对较少。《中国居民膳食指南（2016）》建议，每天要吃20~25克干大豆对应的豆制品。25克大豆大概就相当于12克豆腐干或50克北豆腐。

## 每天要吃500克蔬菜

绿叶蔬菜的钙含量较高，比如100克芥蓝、小油菜的钙含量分别高达121毫克和153毫克。建议每人每天都能吃够500克蔬菜，其中绿叶菜最好能占到一半。需要注意的是，有些蔬菜中含有的草酸会影响钙的吸收，所以在烹调时最好用沸水焯一下去除大部分草酸，比如菠菜、苋菜等。焯水时保证水开后再焯，焯水时间10~15秒，既可以去草酸又能最大限度减少营养素的损失。

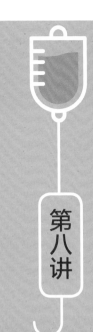

# 前列腺增生与尿失禁：

# 老年人的尴尬与烦恼

# 60岁以上男性有一半患前列腺增生

前列腺位于膀胱与尿道的连接处，正常大小约为3.5厘米×2.5厘米×2.5厘米，当前列腺增生时可挤压尿道，引起排尿困难。国内外专家对前列腺增生的发病原因已经研究了半个多世纪，各种学说层出不穷，但确切的病因至今仍未阐明。目前一致公认"老龄"是良性前列腺增生发生的一个重要原因。有数据显示，60岁以上男性患有良性前列腺增生的比例超过50%，到80岁时，这个比例高达83%。

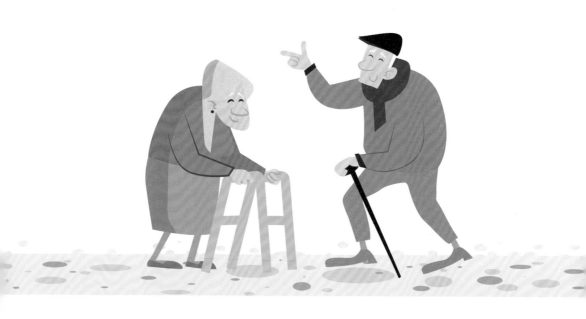

## 前列腺炎和前列腺增生的区别

不同于前列腺增生，前列腺炎好发于20~45岁的青年人，患者的共同特征有爱久坐、生活不规律、好饮酒、缺乏运动等。该疾病跟性生活可能也有一定的关系，长期缺乏性生活或性生活不规律者，前列腺液不能及时排空（精液中也包含前列腺液成分），腺液在腺体内淤积，易堵塞腺管，从而产生慢性、无菌性的炎症。

# 尿频、尿不尽是前列腺增生的征兆

很多中老年人因为缺乏对前列腺增生早期症状的了解，从而延误了最佳治疗时间。前列腺增生发生时会有一些蛛丝马迹，平时要留心多观察，这样才可以做到早发现、早诊断、早治疗。

## 尿急却尿不尽

膀胱里的尿液排不干净，容易引起细菌感染。有的老年人会感到小便等不及，甚至不敢出门散步，生怕来不及找厕所尿裤子，但当上厕所时又感觉滴滴答答，排尿很不畅快。

## 夜尿次数增多

如果原来不起夜的人出现夜间排尿1~2次，很可能意味着出现了早期梗阻，当起夜次数从2次发展至4~5次，甚至更多时，说明疾病加重了。

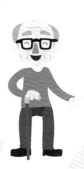

## 血尿

前列腺增生早期发生的血尿现象，是由于增生的前列腺处在充血状态，当使劲排尿时，会造成表面血管的破裂而出血。

## 性欲亢进

前列腺增生的早期，患者可表现为与年龄不相符合的性欲增强，或者一贯性欲平常，突然变得强烈起来。这往往是由于前列腺增生，使前列腺功能紊乱，反馈性地引起睾丸功能一时性加强的缘故。

# 药物起效慢，不能私自停药

如果采用药物治疗前列腺增生，有两点必须强调一下。一是药物治疗起效慢，患者千万不要刚吃几天，觉得没效果就停药，坚持很重要；二是千万不能私自停药，这样很容易引起复发，遵医嘱很重要。治疗前列腺增生不能只追求快，还要注意治疗效果。

—————— 治疗前列腺增生常用药物的分类及作用 ——————

| 药物分类 | 代表药物 | 作用 | 副作用 |
| --- | --- | --- | --- |
| α受体阻滞剂 | 非选择性α受体阻滞剂（酚苄明）、选择性α1受体阻滞剂（多沙唑嗪、阿夫唑嗪、特拉唑嗪）和高选择性α1受体阻滞剂（坦索罗辛、萘哌地尔） | 松弛膀胱颈部平滑肌，改善患者尿潴留症状，起效快 | 头晕、头痛、乏力、困倦、体位性低血压、逆行射精等 |
| 5-α还原酶抑制剂 | 非那雄胺、依立雄胺等 | 防止病情进展，改善尿潴留、夜尿频繁等症状，起效相对较慢 | 勃起功能障碍、射精异常、性欲低下和其他如男性乳房女性化、乳腺痛等 |
| M3受体阻滞剂 | 托特罗定、索利那新（卫喜康）、高选择性M3受体阻滞剂（索利那新） | 减少患者夜尿次数及尿急、尿失禁等症状，并且提高患者的睡眠质量 | 口干、便秘、排尿困难、视物模糊，尿潴留、胃潴留、闭角型青光眼以及对该类药物过敏的患者禁用 |
| 植物制剂 | 油酸、棕榈酸、环氧肟酸等 | 对前列腺增生有一定疗效 | — |
| 中成药 | 前列欣胶囊、虎耳草等 | 对前列腺增生有一定疗效 | — |

# 警惕治疗前列腺增生药物引起的低血压

α受体阻滞剂，如多沙唑嗪（可多华）、特拉唑嗪（高特灵）、坦索罗辛（哈乐），是治疗前列腺增生的常用药物，但它们同时也是治疗高血压的次选用药，具有明确的降压效果。因此，当患者使用此类药物时，可能会发生头晕、乏力等低血压表现，特别易发生在卧床时快速起身等体位快速改变时，我们称之为体位性低血压，特别容易发生在老年高血压患者当中。

## 如何避免体位性低血压的发生

① 应该选择对血压影响相对较小的高选择性α1受体阻滞剂，比如坦索罗辛（哈乐）。

② 睡前服药，从而降低因活动出现体位变化频繁，而导致体位性低血压带来的摔倒风险。

③ 改变体位时动作要慢，不仅起床要慢，从板凳、沙发、马桶上起立的时候都要慢。

# 长期联合用药，治标又治本

α受体阻滞剂可以快速改善患者前列腺增生所带来的夜尿增多、夜尿频繁及尿潴留的症状，但"治标不治本"，不能使增大的前列腺体积缩小，而5-α还原酶抑制剂（如保列治）的长期使用可以缩小前列腺的体积、彻底改善排尿困难症状，所以对于有前列腺体积增大、夜尿多、夜尿频繁的患者，建议长期联合使用α受体阻滞剂和5-α还原酶抑制剂。

# 规律饮食和生活，告别尴尬时刻

前列腺是一个比较敏感的部位，已经出现这个问题的男性，日常生活中需要注意哪些呢？下面我们就来一起看看。

## 调整喝水时间，但不要限制饮水量

我们对前列腺增生患者的饮水量并没有特殊要求，保证每天的饮水量不少于1 500毫升即可。睡前可以减少喝水量，避免睡后膀胱过度充盈，增加小便的次数，从而影响睡眠质量。在出席公共社交活动前，也可以控制饮水量，避免尴尬时刻。

## 饮食上要禁酒、禁辛辣

长期酗酒者的前列腺会因为不断受到酒精刺激，加重充血而引发炎症或加速原有病情的发展。辛辣刺激性食物既可导致性器官充血，压迫前列腺，加重排尿困难，又会使痔疮、便血症状加重。

## 不可憋尿，避免久坐

憋尿会造成膀胱过度充盈，使膀胱逼尿肌张力减弱，导致排尿发生困难，诱发急性尿潴留。长期憋尿还会令尿道内的细菌不能及时冲走，容易发生尿道感染，甚至会引起细菌性的前列腺炎。久坐会令血液循环的速度减慢，前列腺会因此长期充血，更容易出现增生的情况。

## 积极改善和治疗便秘

便秘者因直肠内积聚大量粪便，排便时使劲大，腹压增加，往往压迫前列腺，加重充血，因而容易患有前列腺增生。

# 改善前列腺增生的按摩法

## 按揉下丹田

按于下丹田（即气海穴），左右手各按揉30次。用力不可过猛，速度不宜过快。

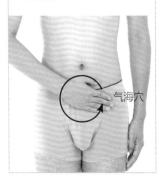

气海穴

## 掐按中极穴、阴陵泉穴、三阴交穴

每个穴位各掐按3分钟，早、晚各1次。

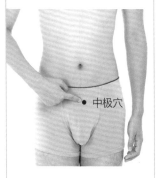

中极穴

## 点压小腹部

从左向右轻压小腹部，每2秒点压1次，连续按压20次，注意不要用力过猛。

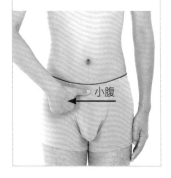

小腹

## 按揉会阴穴

用食指指腹轻轻按揉会阴穴3分钟，早、晚各1次。

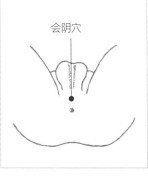

会阴穴

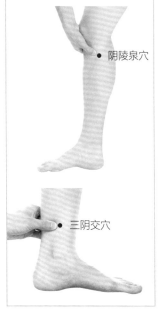

阴陵泉穴

三阴交穴

## 搓脚心

两手掌搓热后，以右手掌搓左脚心，再以左手掌搓右脚心各50次。早、中、晚各做3次。

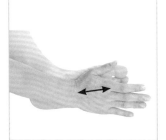

# 尿失禁：女性发病率是男性的两倍

老年女性由于雌性激素缺乏引起尿道黏膜及黏膜下血管萎缩，丧失了尿道闭合能力，或因多次生育损伤了括约肌，所以患尿失禁的概率非常高。据统计，5%~15%的老年人患有不同程度的尿失禁，其中老年女性的发病率较高，约是男性的两倍。

## 尿失禁发病率高，就诊率低

尿失禁是指尿液不受主观意志控制而由尿道溢出，也就是常说的漏尿或"尿裤子"。女性尿失禁是常见病，全球患病率接近50%，我国女性的患病率与此基本相当。而碍于面子、对疾病不了解等问题，导致这种病的就诊率很低。

## 尿失禁常见的4种类型

### ① 压力性尿失禁

这里的压力指的是身体上的，而不是情绪上的，是女性尿失禁最常见的一种形式。当腹部的压力突然增大，比如咳嗽、喷嚏、大笑、搬运、颠簸时，挤压到膀胱而出现不自主地溢尿。

### ② 功能性尿失禁

功能性尿失禁的患者通常存在认知功能障碍，导致不能正确地排尿。常见于老年痴呆患者。

### ③ 充溢性尿失禁

充溢性尿失禁通常是因为膀胱张力弱或尿道梗阻，而在膀胱充盈时有尿液溢出。患者会感觉到膀胱从来没有排空过，每次排尿都很漫长而困难，并且排尿后仍感觉膀胱不舒服。这种类型的尿失禁在女性中是不常见的。

### ④ 急迫性尿失禁

急迫性尿失禁会让人产生一种强烈的排尿欲望，并出现大量的尿液渗漏。这种类型的失禁发生得很快，患者往往来不及进入卫生间。这通常是膀胱和逼尿肌不稳定造成的。

# 治疗尿失禁常用药物一览表

尿失禁可以先采取行为治疗，当单用行为治疗效果不明显时则可联合药物治疗。除了药物，治疗尿失禁还可以用物理疗法（包括电刺激疗法、磁刺激疗法）。 目前治疗尿失禁的常用药物见下表。

## ── 治疗尿失禁常用药物的分类及作用 ──

| 药物分类 | 代表药物 | 作用及不良反应 |
| --- | --- | --- |
| 抗胆碱能药 | 托特罗定、普鲁本新、达非那新 | 是治疗尿失禁的主要药物，其有效率达59%~73%。但该类药物有便秘、口干、视觉改变等不良反应 |
| 离子通道阻滞剂 | 硝苯地平等 | 对膀胱逼尿肌有抑制作用，同时也是心血管疾病的常用药物 |
| 前列腺素抑制剂 | 布洛芬、吲哚美辛 | 通过抑制前列腺素合成可减少逼尿肌的不正常活动。但不良反应的发生率较高，少用于急迫性尿失禁 |
| α受体阻滞剂 | 酚苄明、哌唑嗪、坦索罗辛(又名坦洛新) | 改善尿道、膀胱颈及前列腺部位平滑肌功能而达到治疗目的。有头晕、血压下降、心率加快、恶心、呕吐、腹痛等不良反应 |
| 雌性激素 | 雌三醇软膏等 | 针对部分中老年女性因绝经后雌性激素水平不足导致的压力性尿失禁，但治疗的有效性还不确切 |
| β肾上腺素受体激动剂 | 米拉贝隆等 | 松弛逼尿肌，增加膀胱容量，可有效地改善尿失禁。但需注意心动过速、头痛、腹泻等不良反应 |
| 去甲肾上腺素和5-羟色胺再摄取抑制剂 | 度洛西汀等 | 增加括约肌收缩，治疗尿失禁。但会产生口干、便秘、乏力的不良反应 |

# 坚持凯格尔运动可有效防治尿失禁

尿失禁的生活方式干预，主要包括定时排尿、及时排尿、减轻体重、适当运动等。下面就来介绍3种防治尿失禁效果显著的运动。

## 膀胱训练

当出现排尿急迫感时，不要立刻行动，深呼吸，有力地收缩骨盆肌肉，集中注意力使急迫感减轻或消失，再缓慢走到卫生间进行排尿。

## 盆底肌训练

患者平卧、站立或坐位，背部腹部放松，缓慢加速有力收缩尿道、肛门、会阴部肌肉，持续6~8秒后逐渐放松，重复上述动作8~12次，每周训练3或4次，坚持训练15~20周。

## 凯格尔运动

1.平躺在床上，屈髋屈膝，深吸气将腹部鼓起至最大程度，呼气将腹部肌肉收紧至最大程度。
2.平躺在床上，屈髋屈膝，吸气放松，呼气夹紧臀部，吸气再慢慢放松。

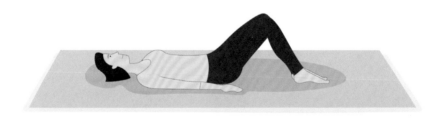

3.平躺在床上，屈髋屈膝，吸气腹部慢慢抬离床面，胸廓不离开床面，呼气臀部肛门收紧，腹部向下压床面。每次缩紧不少于5秒，再慢慢放松，做10~15次为1组，次与次之间可休息5~10秒，每天做4组以上。

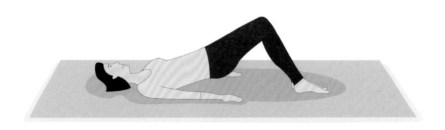

# 肺部疾病:
# 戒烟是关键

# "老慢支"坚持服药，就不会影响寿命

慢性阻塞性肺病（以下简称慢阻肺），也就是老百姓口中常说的"老慢支""肺气肿"。全球每10个人里面，大概有1个人会得这种病，并且老年人群的发病率更高。有数据显示，2018年我国居民十大死因疾病排名中，慢阻肺高居第4位。

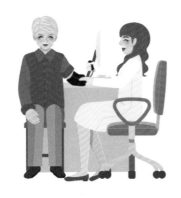

"你这种病叫慢阻肺，要坚持吃药。"

史大爷是一名退休干部，平时爱好不少，钓钓鱼、养养花、下下棋……生活挺惬意。但是他有一个烦恼，这10年来，每到深秋或者冬天，他就特别容易受凉感冒，然后不停咳嗽、咳痰、气喘，得治疗几个月才能恢复，医生告诉他这种病叫慢阻肺，并且给他开了药，嘱咐他坚持吃。可是固执的史大爷觉得医生小题大做了，想起来就吃，想不起来就不吃。最近两年下来，史大爷发现不对劲了，疾病发作的次数越来越多，平时稍微活动就气喘吁吁，连走路都受影响。

## 慢肺阻悄悄改变肺部结构，严重时损害不可逆

顾名思义，这种病最大特点就是"慢"，虽然没有肿瘤来得可怕，也没有严重的肺炎来得那么迅猛，但它是一个"沉默杀手"。慢阻肺可能会用几十年的时间悄悄地改变肺部的结构，这种改变到一定程度后就会发生不可逆的损害。患者往往直到出现咳嗽、咳痰、气喘吁吁，严重影响到正常生活的时候才知道去医院。

## 只要积极治疗慢阻肺，就不会影响寿命

慢阻肺坚持治疗的目的就是让肺功能不进一步恶化。很多国内外研究证明，只要有效地延缓肺功能的恶化，减少急性加重的次数，慢阻肺对患者寿命的影响并不大，反之"沉默杀手"就会露出狰狞的面目。要知道肺部感染是威胁我国80岁以上老年人的头号元凶，而慢阻肺则是其最主要的帮凶。

# 治疗慢阻肺常用的3类药物

治疗慢阻肺除了需要戒烟、进行康复锻炼、增强体质外，药物治疗更为关键。这里主要介绍慢阻肺的药物治疗。"古有桃源三结义，今来慢阻肺三联"，目前常用于治疗慢阻肺的药物主要有3类，分别是$\beta2$受体激动剂、M型胆碱能受体阻滞剂、糖皮质激素。

### 肾上腺素能$\beta2$受体激动剂：使用方便见效快

该类药品有长效和短效两种制剂。

短效制剂的常用药物有沙丁胺醇（万托林）和特布他林（博利康尼）等。该类药物在吸入后数分钟即可起效，迅速缓解症状，改善气喘，减轻呼吸困难。

长效制剂常用药物有沙美特罗（施立稳）、福莫特罗（奥克斯）和丙卡特罗（美普清）等。起效作用时间较长，可达12小时，每日使用2次即可，因而使用较为方便，主要用于维持治疗。

**服药注意事项**

① 吸入时要缓慢，吸入前先呼气，吸入后暂时屏气，若掌握不好可使用气雾剂。

② 使用此药期间如果有心率明显加快，需及时到医院就诊。

## M型胆碱能受体拮抗剂：使用剂量要严格控制

常用药物也分短效和长效两种制剂，分别为异丙托溴铵（爱全乐）和噻托溴铵（思力华）。两者均通过吸入方式给药。爱全乐吸入后15~30分钟起效，疗效可维持6个小时。思力华是一种新型的长效抗胆碱能药物，是目前作用时间最长的支气管舒张剂，疗效可维持24小时，只需每天用药1次，较为方便。该类药物能明显减轻气促，提高深吸气能力和运动耐量，同时也有减少痰液分泌的作用。

**服药注意事项**

① 脑出血急性期和青光眼禁用。

② 用药时可能出现口干心慌等不适，应适当饮水，或者选择用棉签蘸取温开水擦拭口唇。

③ 使用时严格按照说明书中所注明剂量或按医嘱所建议的剂量使用。

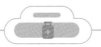

## 糖皮质激素：特别适合慢阻肺合并哮喘患者

临床常用的有布地奈德、氟替卡松等。该类药品就是大家谈之色变的"激素"，但是，激素在慢阻肺治疗中可是主角，能够有效抑制气道炎症反应。特别是在血常规中嗜酸性粒细胞比较多或者慢阻肺合并哮喘的人群中更加适合。其实，大家不必太过担心激素的副作用，在慢阻肺治疗中，激素的使用属于局部用药，而且剂量较小，副作用很小，但对于控制病情的作用很重要，所以该用就得用。

**服药注意事项**

很多患者担心使用激素的副作用，其实没有必要，由于糖皮质激素通过吸入方法给药，用药量较少，是比较安全的。但需要强调的是，吸入后要认真漱口，以减少口咽部的并发症（咽痛、声音嘶哑）。

# 慢阻肺联合用药，1+1＞2

β2受体激动剂、M型胆碱能受体拮抗剂、糖皮质激素这"三兄弟"不但本领高强，联合起来效果更佳，正所谓"打虎亲兄弟"。下面介绍几个常用的联合治疗方案。

### β2受体激动剂+M型胆碱能受体拮抗剂：起效快，作用时间长

目前能提供这一治疗方案的同一装置的药物是可必特（吸入用复方异丙托溴铵溶液），其成分是异丙托溴铵和硫酸沙丁胺醇，通过吸入给药，可快速舒张支气管，并且作用时间延长，是较为理想的支气管舒张联合治疗方案。也可采用两种药物分别吸入治疗。最新的研究结果表明，思力华和长效β2受体激动剂联合使用也有较好的支气管舒张效果，对减轻气促，提高运动耐力等也有较为明显的作用。

跟单药相比，联合用药更能缓解病情、减少急性加重的次数。

### β2受体激动剂和糖皮质激素联合，特别适合肺功能损害严重者

推荐的药物有舒利迭（沙美特罗替卡松吸入剂）、信必可都保（布地奈德福莫特罗吸入剂）等。糖皮质激素的主要作用是抑制气道的炎症性反应，而β2受体激动剂主要作用是缓解支气管平滑肌的痉挛，两者的作用点和作用机理各不相同，联合使用可发挥"1+1＞2"的作用。这一方案特别适用于肺功能损害比较严重，有明显喘息症状的患者。

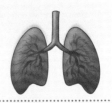

# 即使不喘了，也要坚持用药

根据2019年颁布的全球慢性阻塞性肺疾病全球倡议（GOLD）强调，慢阻肺是一种常见的、可预防和治疗的疾病，而该病的防治跟高血压、冠心病、糖尿病一样，都是终身大事。国内外很多调查研究都表明，长期维持治疗可以有效维持呼吸道功能、延缓肺功能减退、减少急性发作甚至住院次数。但不管喘还是不喘，药物可以适当调整，但都不能停服。

# 应对肺部疾病，激素使用时机很重要

肺部疾病，特别是感染性肺部疾病，就是人体的"免疫大军"跟"外来侵略者"的一场"战争"。

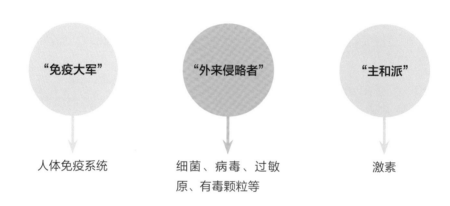

如果"免疫大军"和"外来侵略者"双方势均力敌，战况惨烈，损害最大的其实是"战场"，也就是我们的身体。这个时候就需要有主和派出来调停。这个主和派就是激素。

## 激素是把双刃剑

当我们遇到危急的情况时，激素是救命药之一。但在激素发挥疗效的同时，可能会产生一些副作用，因此，掌握激素使用的适应证、使用剂量、使用方法（减量）、如何配合拮抗副作用的药物，就显得非常重要。其实激素就是一把双刃剑，简单来说，只要患者记住"长期应用，弊多利少"，做到"见好就收，及时撤停"，就能事半功倍。

## 慢阻肺发作时，激素可以起到立竿见影的作用

在支气管哮喘、慢阻肺急性发作时，激素的使用可以起到立竿见影的效果，为后续治疗赢得时间。激素确实有一定的副作用，比如免疫抑制、骨质疏松等，还有发生肺炎、肺结核等感染风险。但是只要不是长期大剂量的使用，并在医生的指导下规范使用，是完全可以将激素的副作用控制在最小。

# 激素和抗生素的区别

$\textcircled{1}$

**临床中的"激素"是指"糖皮质激素"**

糖皮质激素是人自身分泌的一种激素，可以调节人体的生长、发育、代谢以及免疫等功能。在临床治疗中，人为地使用糖皮质激素可以抗炎、抗过敏、抗休克以及非特异性免疫抑制，比如海鲜或者药物过敏等。使用激素作为药物治疗疾病时，其作用对象是人体自身的细胞，通过改变人体细胞功能而发挥治疗作用。

常见的激素类药物命名大多带有一个"松"字，如泼尼松、甲泼尼松、倍他米松、丙酸倍氯米松、得宝松、泼尼松龙、氢化可的松、地塞米松等。我们常用的"999皮炎平"就是一种糖皮质激素——地塞米松。

长期或者大剂量使用激素会扰乱人体的正常代谢，常表现为痤疮、高血钠、低血钾、高血压、水肿、高血脂、高血糖或使糖尿病加重、肾上腺皮质功能减退，甚至萎缩、闭经、肌肉消瘦、无力、骨质疏松、股骨头坏死和精神症状等。所以无论是口服还是外用，都不可长期使用，特殊疾病特殊需要除外（如红斑狼疮、肾炎等）。

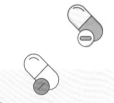

$\textcircled{2}$

**临床中"抗生素"也可以叫作"抗细菌剂"**

抗生素是用来抑制细菌生长或杀死细菌的药物。它有两个来源，一是由一种微生物产生的能抑制其他微生物生长、生存的代谢产物。人类发现的第一种抗生素是青霉素，发现者是英国微生物学家亚历山大·弗莱明。另一个来源则是化学合成或者半合成，人类合成的第一种抗生素是磺胺。在临床治疗中，抗生素主要用于治疗细菌感染相关性疾病，如肺炎、脓肿等。

抗生素的种类极其繁多，针对特殊种类的细菌需要用特殊的抗生素才能起到抗菌作用，有时甚至需要几种抗生素连用。但是大多数抗生素有一定的肝肾毒性，对肝肾功能不好的患者有造成肝肾功能衰竭的风险。另外，不合理地使用抗生素会使细菌产生耐药性，增加治疗难度，甚至导致无药可用。所以患者千万不要随便服用抗生素，一定要按医嘱服药。

# 一咳嗽就用药？找到病因才是关键

在门诊经常有患者来了后说："医生，我感冒了，现在不发热了，就是一直咳嗽，都咳了十来天了，吃了药怎么也不见效，你给我再开点药赶紧把咳嗽止住。"

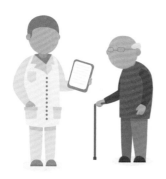

"干咳3个月了，最近越来越重，吃什么止咳药都不管用。"

2019年5月，王大爷因咳嗽前往医院呼吸科就诊。王大爷说他咳嗽咳3个月了，最近越来越重，吃什么止咳药都不管用。问他有痰吗？他说没有，就是干咳。在进一步询问病史的时候，老人家说他有高血压，目前吃降压药，叫依那普利。听到这个药名，医生立即警觉起来，因为这一类降压药的确在少部分人身上会有干咳的副作用。医生问王大爷这个药吃多久了，他说大概3个月。于是医生就给王大爷暂时换了一种降压药，果然他第3天就不怎么咳了。

## 治疗频繁咳嗽，需先找到病因

其实并不是所有的咳嗽均需要药物治疗，找到咳嗽的原因，消除病因才是关键。一般来讲咳嗽主要分为干咳（没有痰）和湿咳（有痰）。干咳常见于非感染性因素，如中枢性、过敏性、药物性等原因。咳嗽可由多种原因所致，一般轻度而不频繁的咳嗽无须应用镇咳药治疗，但无痰而剧烈的干咳或有痰而过于频繁的咳嗽，应在针对病因治疗的同时，适当应用镇咳药物以缓解症状。下面我们就来介绍临床上常用的治疗咳嗽药物。

# 中枢性镇咳药：长期使用有耐药性

中枢性镇咳药直接抑制延髓咳嗽中枢而产生镇咳作用，根据是否具有成瘾性和麻醉作用，又分为依赖性和非依赖性镇咳药。

## 常用中枢性镇咳药的作用及不良反应

| 代表药物 | 作用 | 适应证 | 不良反应 |
| --- | --- | --- | --- |
| 可待因 | 直接抑制延髓咳嗽中枢，止咳作用强而迅速，同时也具有镇痛和镇静作用 | 可用于各种原因所致的剧烈干咳和刺激性咳嗽，尤其是伴有胸痛的干咳 | 长期应用可产生耐受性、成瘾性；可待因能抑制支气管腺体的分泌，使痰液黏稠，难以咳出，故不宜用于痰多且黏稠的患者 |
| 右美沙芬 | 目前临床上应用最广的镇咳药，作用与可待因相似，但无镇痛作用，对呼吸中枢无抑制作用，也无成瘾性。多种非处方镇咳药物中均含有本品 | 感冒、急性或慢性支气管炎、支气管哮喘、咽喉炎、肺结核以及其他上呼吸道感染时的咳嗽 | 可引起嗜睡，驾驶汽车或高空作业时不要使用，妊娠3个月以内的女性及有精神病史者禁用 |
| 喷托维林 | 对咳嗽中枢有选择性抑制作用，尚有轻度的阿托品样作用和局麻作用，大剂量对支气管平滑肌有解痉作用，兼有中枢性和末梢性镇咳作用，无成瘾性。国内使用较久的镇咳药，作用强度为可待因的1/3 | 用于上呼吸道感染引起的无痰干咳和百日咳等，对小儿疗效优于成人 | 青光眼、心功能不全伴有肺部淤血患者应慎用 |

## 外周性镇咳药：服用后可引起嗜睡

外周性镇咳药也称为末梢镇咳药，通过抑制咳嗽反射弧中的感受器、传入神经及效应器中的某一环节而起到镇咳作用。这类药物包括局部麻醉药和黏膜防护剂。

––––––––––––– **常用外周性镇咳药的作用及适应证** –––––––––––––

| 代表药物 | 作用 | 适应证 | 注意事项 |
|---|---|---|---|
| 那可丁 | 作用与可待因相当，无依赖性，对呼吸中枢无抑制作用 | 镇咳，用于刺激性干咳 | ①不宜用于痰多的患者<br>②大剂量可能导致兴奋呼吸，引起支气管痉挛<br>③有时可见微弱的恶心、头痛、嗜睡等症状 |
| 苯丙哌林 | 为非麻醉性镇咳药，其作用是可待因的2~4倍，可抑制外周传入神经，亦可抑制咳嗽中枢 | 用于治疗急、慢性支气管炎及各种刺激引起的咳嗽，是剧烈咳嗽时的首选药物 | ①幽门、十二指肠及肠管闭塞的患者、下部尿路闭塞的患者、青光眼患者、严重的心脏病患者及对本品过敏者禁用<br>②本品粉末对口腔可引起麻木感，服用片剂时勿嚼碎<br>③偶见有口干、口渴、发困、乏力、头晕、胃部烧灼感、食欲缺乏、腹部不适、药疹等反应 |

## 祛痰药：增加分泌物的排出量

祛痰治疗可提高咳嗽对气道分泌物的清除。祛痰药的作用机制包括增加分泌物的排出量；降低分泌物黏稠度；增加纤毛的清洁能力。常见药物有沐舒坦、乙酰半胱氨酸、羧基斯司坦等。

## 复方制剂：病因不明前的缓解药

导致咳嗽的原因有很多，在病因不明之前，可使用复方制剂作为慢性咳嗽的经验性治疗，包括美敏伪麻溶液、复方甲氧那明等，这些制剂对变应性咳嗽、感染后咳嗽等均有一定的治疗作用。

# 这几个抗生素的使用误区你得知道

在我国老百姓的身上，有这样一个很普遍的现象：感冒发烧了怎么办？吃抗生素！咳嗽咳痰了怎么办？吃抗生素！拉肚子了怎么办？吃抗生素！划了一道口子怎么办？吃抗生素……这部分人盲目地把抗生素当成包治百病的灵丹妙药了。相反，也有另一部分人坚决不肯吃抗生素，理由是一旦这次用了抗生素，细菌就会耐药，下次再用就没有效果了，所以一定要留着救命时用。

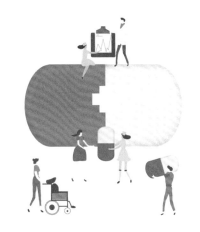

以上两种现象虽然是两个极端，但是我们在门诊中经常碰见，生活中大部分人对抗生素的使用也存在类似的盲目使用和过度谨慎的现象，这都是掉入了抗生素的使用误区。

## 误区①
### 抗生素就是消炎药

很多人误以为抗生素就是消炎药，其实抗生素是用于抑制或杀灭人体内敏感病原微生物的；而消炎药是改善局部组织的红肿热痛等症状的。人体内存在大量正常有益的菌群，如果用抗生素治疗无菌性炎症，这些药物进入人体内后将会压抑和杀灭人体内有益的菌群，引起菌群失调，造成抵抗力下降。日常生活中经常发生的局部软组织的淤血、红肿、疼痛以及过敏反应引起的接触性皮炎、药物性皮炎和病毒引起的炎症等，都不能使用抗生素来进行治疗。

## 误区②
### 发热就用抗生素

抗生素仅适用于由细菌和部分其他微生物引起的炎症发热，对病毒性感冒、麻疹、腮腺炎、伤风、流感等患者给予抗生素治疗有害无益。如果是持续发热，或者吃了抗生素没有效果，那就得考虑是不是有其他疾病了，比如类风湿性关节炎、间质性肺炎等自身免疫性疾病。此外，就算是细菌感染引起的发热也有多种不同的类型，不能盲目地使用抗生素。比如结核引起的发热，常见的罗红霉素、头孢类抗生素对此是无效的，最好还是在医生的指导下用药。

## 误区③
## 抗生素可预防感染

不少人有这样的习惯，只要有个头疼脑热的就要吃抗生素，有菌杀菌，无菌预防。实际上抗生素是针对引起炎症的微生物，是杀灭微生物的，并没有预防感染的作用，长期使用抗生素反而会引起细菌耐药。

## 误区⑤
## 频繁更换抗生素

在门诊常常会碰到这样的患者，口服抗生素一两天没见效就要求换抗生素，甚至有的半个月内换四五种抗生素，一点耐心也没有。其实这样不但不利于发挥抗生素的作用，还会造成用药混乱，容易使细菌产生对多种药物的耐药性。

## 误区⑥
## 一旦有效就停药

抗生素的使用有一个周期。用药时间不足有可能没有效果。即便见了效，也应该在医生的指导下服够必须的周期。如果有了一点效果就停药，不但治不好病，已经好转的病情也可能因为残余细菌作怪而反弹。同样，一旦见效就停药，症状复发再次用药，如此反反复复，也会使细菌对这种药物产生耐药性。

## 误区④
## 感冒就用抗生素

病毒或者细菌都可以引起感冒。大家可能都有过这种经历，感冒以后习惯性地在药店买一些感冒药，同时加一点抗生素来使用。实际上，抗生素在这个时候是没有用处的，是浪费也是滥用。一般感冒初期（头痛、流鼻涕、打喷嚏）都是病毒感染症状，不适合用抗生素，只有当抵抗力下降后才可能被细菌乘虚而入而合并细菌感染，先是引起鼻炎和咽炎，逐步发展为支气管炎和肺炎。患者可根据病情的进展酌量使用抗生素，不过，一定要遵医嘱。如果吃了抗生素3天症状还在加重，就一定要去医院。

感冒是由呼吸道病毒感染引起的，普通感冒病毒包括鼻病毒、腺病毒等。抗生素只对细菌性感冒有用。严格意义上讲，治疗病毒性感冒并没有什么有效的药物，只是对症治疗，而不需要使用抗生素。

除了以上列举的几点，在使用抗生素的过程中还需要注意很多。简单来说，我们提倡大家做到抗生素能不用就不用，能外用就不口服，能口服就不静脉给药。

# 肺结核能治好吗

过去，肺结核也叫"肺痨"，在很多国家都横行了非常长的一段时间，无法攻克，素有"十痨九死"之说。但自从发现结核分枝杆菌以及研制出抗结核药物，就结束了肺结核是不治之症的悲剧。

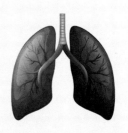

## 世界上约1/3的人感染过肺结核

肺结核是一种由结核分枝杆菌感染所致的一类传染病，其实世界上大约有1/3的人曾经感染过肺结核，其中绝大部分都是不传染的。但由于结核分枝杆菌细胞壁成分和构造较为特殊，一般药物较难进入病原体中，因此难以发挥药效。

## 肺结核的治愈率达95%

自从1965年利福平用于抗结核治疗后，人类终于在跟结核菌数千年的恩怨中占据上风。目前，医学上认为，肺结核是可以治愈的，新发结核病的治愈率达95%。最常用的抗生素为异烟肼、利福平、吡嗪酰胺、乙胺丁醇，且根据不同的治疗方案，通常需服药长达数月。当患者不再有传染性时，医护人员会告知。大多数人至少要隔离2周，或许更久，这取决于肺结核患者痰液中何时没有结核菌。

## 肺结核痊愈很慢，需要坚持吃半年以上的药

即使不再有传染性，肺结核患者也需要继续接受治疗。有一项数据不容乐观，那就是已经发现肺结核的患者中，遵医嘱规律服药的仅仅有60%，这样带来的后果除了肺结核复发外，还容易在身体里产生耐药菌株，给后续的治疗带来严峻挑战。

目前，我国肺结核耐多药率为6.8%，在个别国家和地区甚至有全耐药的菌株出现，那样的话就真的无药可治了。在抗生素层出不穷的今天，抗结核药物领域的研究却没有突破，也就是说人类仍在用二十世纪六七十年代的"武器"，对付不断进化的结核菌。患者必须认识到，肺结核目前是可以治愈的，但要充分利用医学的"武器"，做到早期、规律、联合、适量、全程用药。

# 戒烟！戒烟！戒烟！

不得不强调，任何疾病都重在预防，而不是治疗。对呼吸系统疾病的防治来说，患者的首要任务就是戒烟。

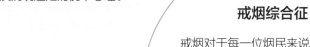

## 不要对吸烟抱有
## 侥幸心理

尽管戒烟的口号喊了那么多年，但是收效甚微。在一些发达国家，女性烟民数量的增长也越来越受到重视。提到戒烟，很多烟民会这样打趣："你看看我们村这头的李大爷，抽了几十年烟了，身体依然棒棒的；而村那头的张大爷不抽烟，早就去世了，所以抽烟有益健康。"其实每个人都知道吸烟有害健康，只是抱着一种疾病绕道走的侥幸心理。

### 让人痛苦的
### 戒烟综合征

戒烟对于每一位烟民来说都是一个不小的挑战，因为在戒烟期间，他们会焦虑、会痛苦、会感到时间过得很慢，甚至很多人在戒烟的过程中出现了很多不适。长年吸烟的烟民在戒烟后出现的各种不适，我们称之为"戒烟综合征"，直接影响到戒烟的成功率。

### 吸烟者更易患癌症

吸烟者更容易患上肺癌、咽喉癌和口腔癌等疾病，而且死亡率比不吸烟的人更高。研究发现，与不吸烟者相比，吸烟者的患癌风险升高44%，其中吸烟导致肺癌的风险最高，与不吸烟者相比，肺癌风险增加151%，肝癌风险增加32%，胃癌风险增加34%，食管癌风险增加47%。

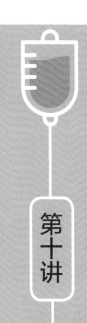

# 冠心病与心力衰竭：用药要及时

# 血管阻塞50%以上，即可诊断为冠心病

人类疾病的三大杀手（心血管疾病、脑血管疾病、肿瘤）中，最危险的、发病最急的就是心血管疾病。《中国心血管病报告2018》表明，截至2018年，心血管疾病死亡占城乡居民总死亡原因的首位。2016年，农村、城市心血管疾病死亡占全部死因的比率分别为45.50%和43.16%。

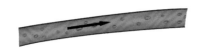

正常的血管

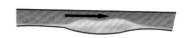

堵塞的血管

## 冠心病的5大分类

冠心病，全称为冠状动脉粥样硬化性心脏病，是指冠状动脉血管发生动脉粥样硬化病变而引起血管腔狭窄或阻塞50%以上，从而造成心肌缺血、缺氧或坏死，最终导致心脏病。但是冠心病的范围可能更广泛，还包括炎症、栓塞等导致的管腔狭窄或闭塞。

世界卫生组织将冠心病分为5大类：无症状心肌缺血（隐匿性冠心病）、心绞痛、心肌梗死、缺血性心力衰竭（缺血性心脏病）和猝死5种临床类型。临床中常常分为稳定性冠心病和急性冠状动脉综合征。

## 女性50岁之后心血管疾病发生率增高

2018年，我国著名的心血管专家陈韵岱教授在国际上发布了我国女性冠心病的防治现状。近15年来，同男性一样，女性患冠心病的人数也在逐年增长。并且一旦超过50岁，女性的冠心病发生率反而大于男性，血脂水平也高于男性。

女性在绝经期前由于受雌性激素保护，很少发生动脉粥样硬化。50岁以前，心肌梗死的男女比例是9∶1；50岁以后，女性卵巢功能萎缩，心肌梗死发生率也随之增加；到70岁时，男女患病的比例接近1∶1。

# 按时服药，冠心病患者就可以正常生活

合理使用药物的目的不仅是要尽快改善患者症状、减轻痛苦，提高生活质量，而且还要延长患者的寿命，减少病死率。

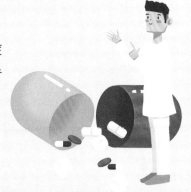

## 治疗冠心病常用药物的分类及作用

| 药物分类 | 代表药物 | 作用 |
|---|---|---|
| 硝酸酯类药物 | 硝酸甘油、硝酸异山梨酯（消心痛）、单硝酸异山梨酯等 | 松弛血管平滑肌，使外周血阻力下降，减轻心脏负荷；扩张冠脉，改善心肌供血，缓解心绞痛 |
| 肾上腺素能β受体阻滞剂 | 美托洛尔、阿替洛尔等 | 能迅速控制心动过速、改善心室重构，用于治疗心律失常、心绞痛、高血压。在无明显禁忌时，是稳定型心绞痛患者的一线用药 |
| 抗血小板药物 | 阿司匹林、氯吡格雷、替格瑞洛等 | 使血管平滑肌松弛，周围血管阻力下降，血压降低。对心肌梗死患者通常采用双联抗血小板治疗 |
| 调整血脂药物 | 阿托伐他汀、瑞舒伐他汀等 | 降低血液中胆固醇、低密度脂蛋白、甘油三酯的含量，同时还能稳定斑块，防止斑块破裂堵塞血管 |
| 钙通道阻滞剂 | 维拉帕米、硝苯地平、地尔硫卓、尼卡地平等 | 可用于稳定型心绞痛的治疗和冠状动脉痉挛引起的心绞痛 |

# 阿司匹林：并不是每天1片

阿司匹林是大家都很熟悉的抗血小板药。关于服药，很多人都会说："阿司匹林我会吃呀，不就是每天1片。"其实，每天1片不完全正确，因为药物的规格不同，不能均按每天1片服用。比如25毫克的每天服用3~4片，50毫克的每天服用2片，100毫克的每天服用1片，才能起到同样的治疗效果。

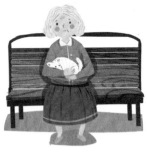

## 哪些人需要服用阿司匹林

建议下列高危人群应用阿司匹林（每天75~100毫克）进行一级预防。

① 患有高血压但血压控制满意（＜150/90毫米汞柱），同时有下列情况之一者。
① 年龄在50岁以上；
② 具有靶器官损害，包括血浆肌酐中度增高；
③ 糖尿病。

② 患有2型糖尿病，40岁以上，同时有心血管危险因素者。
① 早发冠心病家族史；
② 吸烟；
③ 高血压；
④ 超重与肥胖，尤其是腹型肥胖；
⑤ 白蛋白尿；
⑥ 血脂异常。

③ 缺血性心血管病10年发病风险评估≥10%的人群或合并下述三项及以上危险因素者。
① 血脂紊乱；
② 吸烟；
③ 肥胖；
④ ≥50岁；
⑤ 早发脑血管疾病家族史（男＜55岁、女＜65岁发病史）。

## 从小剂量开始服用

对于心脑血管疾病发生风险高的患者，通常建议服用小剂量阿司匹林，通过抗血小板的作用，预防心肌梗死、脑卒中及继发脑卒中的发生。

## 有出血倾向不能服用阿司匹林

首先我们要了解一下阿司匹林的作用，它可以抑制血小板的聚集，从而减少血栓的形成，常用于预防或减少急性心肌梗死的发病。清楚了阿司匹林的作用，我们可以推断什么情况下不可以服用。阿司匹林主要在体内抗凝，可能增加出血的风险。所以患有出血性风险疾病的患者都不能服用，如血小板减少、消化道出血等。除此之外，严重的肝、肾、心功能衰竭，支气管扩张和哮喘的患者也要避免服用阿司匹林。

## 准备拔牙，暂时停用阿司匹林

服用阿司匹林期间，类似拔牙的风险操作，可能会导致伤口出血不止。小剂量阿司匹林通常建议在拔牙前3~5天停药，并告知医生，采取针对性止血的方法，如止血效果良好，术后24小时可恢复正常服药。但是某些特殊患者，停药后出现心脑血管疾病的风险大，如果盲目地停药，可能导致血栓等其他疾病的发生。这种情况则需要心内科医生和口腔科医生针对患者的个人情况进行全面的风险评估，必要时监测凝血功能，再判断是否需要停药。切忌不可随意停用。

## 阿司匹林和氯吡格雷联用宜餐前口服

氯吡格雷用于预防和治疗因血小板高聚集引起的心、脑及其他动脉循环障碍疾病。经皮冠脉介入治疗和植入药物洗脱支架术后的冠心病患者，除用阿司匹林外，还要联用氯吡格雷来预防血栓再形成，俗称"双抗"治疗。

阿司匹林和氯吡格雷联用会加大对胃肠黏膜的损伤，使胃肠道出血的风险增大，且出血风险与药物剂量呈正相关。消化道损伤症状多发生于抗血小板聚集治疗12个月内，用药后3个月是高峰期，个体间的差异性也是主要因素。当出现腹部不适、腹痛、头昏、大便呈柏油样时，则需要警惕胃肠道损伤和出血。消化道出血高危患者，建议在抗血小板药物治疗的前6个月联合使用质子泵抑制剂，如泮托拉唑、雷贝拉唑等，6个月后改为按需用药，有症状时口服，好转时停用。

开始治疗时应用小剂量，阿司匹林每天＜100毫克，氯吡格雷每天＜75毫克，须在心内科医生的指导下使用。尽量选用肠溶片，并在餐前口服，不可压碎服用。

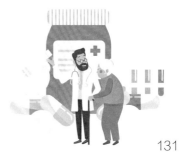

# 硝酸甘油：关键时刻的救命药

硝酸甘油和速效救心丸是很多人家中药箱的常备药，常用于冠心病心绞痛的治疗和预防。但是，在生活中，有些患者及家人并不能正确掌握硝酸甘油和速效救心丸的使用方法，从而错失了救命的最佳时机。

## 硝酸甘油：坐着服药

含硝酸甘油时，最好采取坐位，或靠墙下蹲位，避免血压下降出现头晕，甚至跌倒等危险情况。如果发生胸痛或者疑似心绞痛，患者需立即舌下含服1片硝酸甘油，注意不能吞服。含在舌下后，2~3分钟药物溶化吸收入血，迅速起效。5分钟后，如果尚未缓解，再含1片，若还不能缓解，还可以再给第3片含服，同时及时赶往医院。

## 避光储存

硝酸甘油是一种亚硝酸盐，见光极易分解失效，故应该放在棕色的原包装瓶内，旋紧盖密封，遮光干燥保存。可以在室温下存放，也可以放在冰箱。随身携带时，注意不要贴紧衣服兜，以免体温影响药物的状态。每次取药时快开、快盖，避免湿气进入。

## 常见服药反应：头晕、脸红

一些患者，特别是以往未服用过硝酸甘油的患者，用药后可能会出现头晕、脸红、头疼等症状，没关系，这说明药物正在发挥作用。

## 有效期很短

急救药物应定期检查有效期，说明书上的有效期有的为1年，有的为2年，但是如果经常反复打开药瓶，则会影响到药物的贮藏期限，建议3~6个月更换一次。正常情况下，硝酸甘油片稍带有甜味并有刺激性，含在舌下有烧灼感。

**不宜服药的情况**

如大量饮酒、服用枸橼酸西地那非（万艾可）、患青光眼或者脑出血时，一定不要服用硝酸甘油。

# 心力衰竭：就是心脏动力不足

心力衰竭简称心衰，在开始介绍本节内容之前，我们先了解一下什么是心衰。

## 心脏是可以调节动力的"水泵"

如果把人体比作需要灌溉的田地，那么心脏就是一台可以智能调节动力的水泵，大大小小的血管就是沟渠，支持渠水流动的主要动力都来源于水泵的运转。正常情况下，水泵动力充沛，不仅能很好地完成循环灌溉系统的任务，还能根据降雨量、田地需水量等智能调节动力。

## "水泵"动力不足就会导致心衰

对心衰的患者而言，水泵因各种原因导致动力下降，即使开足马力，也不能满足田地的需求，这就会引发缺氧（肺灌注降低）、体液潴留（肾灌注降低）等一系列问题。而缺氧造成的血管收缩，体液潴留造成的容量负荷增加，反过来又加重了心脏的负荷，如此恶性循环，心脏的功能就会越来越差。

## 心脏的老化和交感神经的过度激活，导致心脏受损

那么，造成心脏结构和功能异常的原因是什么？目前医学公认的心衰主要发病机制为，血流动力学障碍和神经内分泌系统（主要是肾素-血管紧张素-醛固酮系统和交感神经系统）过度激活。听起来有些复杂，简单来说，血流动力学障碍就是水泵的发动机部分老化损坏，而神经内分泌系统过度激活就是智能调节系统出了问题，导致水泵长期处于紧张的工作状态，继而造成发动机结构异常和功能损坏。

由于心肌细胞不可再生的特点，心肌死亡导致的血流动力学障碍难以纠正，因此抑制神经内分泌系统过度激活成为目前心衰治疗的重点，治疗心衰的"金三角"就是作用于这一系统的药物。

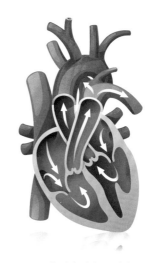

心脏血液循环路径

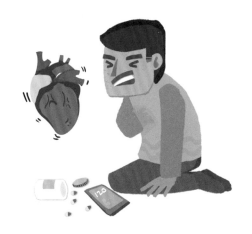

## 心衰的四个时期

在心力衰竭（以下简称心衰）的经典分型上，美国心脏病学会/心脏协会（ACC/AHA）将心功能分级为A-B-C-D四期。

### ①

#### A期

有危险因素但没有机体解剖学器质的改变。比如一个52岁的男性患者，伴有吸烟、胆固醇高等危险因素，但是他的辅助检查，如心脏彩超、血管彩超、胸片等检查都是正常的，这时他的心功能属于A期。

### ②

#### B期

有危险因素，也有机体解剖学器质的改变，但是尚没有相关的症状，如气喘、胸闷，体力活动能力还同一般人一样。比如一个56岁的女性患者，有高血压10年，查心脏彩超显示心房内径44毫米（参考值＜40毫米），左心室的内径58毫米（参考值＜50毫米）。这就表明该患者有心脏解剖学器质性的改变，但由于没有胸闷、气喘等症状，所以她的心功能属于B期。

### ③

#### C期

按照B期类推，患者已有器质性心脏病，既往或目前有心力衰竭症状，如胸闷、气喘、疲乏、下肢水肿等症状，其心功能就属于C期了。

### ④

#### D期

一旦到了D期，就属于终末期的心衰了，患者即便经过了最优化的治疗，在休息的时候，也会有气喘胸闷，还有消瘦、营养不良等情况，需要长期、反复住院。

# 治疗心衰的"金三角"

治疗心衰的"金三角"包括血管紧张素转化酶抑制剂（ACEI），β受体阻滞剂和醛固酮受体拮抗剂，是目前循证医学证实的可以降低心衰患者死亡率的3种药物，下面对它们进行简单的介绍。

## "某某普利"：降低心衰患者病死率的第一类药物

我们通常见到的"某某普利"即血管紧张素转化酶抑制剂（ACEI），如卡托普利、培哚普利、贝那普利、福辛普利等，则是这一类药物的代表。血管紧张素转化酶抑制剂的种类繁多，不影响体内血糖和血脂的代谢，可防治心功能不全，对肾脏具有一定的保护作用，因此成为高血压合并心力衰竭和糖尿病的首选药物。

### 不良反应

有20%的患者用药初期会出现长期干咳的不良反应，如果服用后不能耐受，可以请医生更换其他药物。其他不良反应有皮疹、低血压，偶见味觉障碍及血管神经性水肿。

### 定期检测血钾

长期使用可能会导致血钾升高，应定期对血钾和血肌酐水平进行监测。

## β受体阻滞剂：使用时注意预防低血压

交感神经系统过度兴奋也是导致心衰的重要原因之一。β受体阻滞剂就是通过抑制过度兴奋的交感系统，起到治疗心衰的作用。

### 临床效果

研究表明，长期应用β受体阻滞剂（>3个月）可改善心功能；治疗4~12个月，还能延缓和重构心室逆转。

### 正确调整药物剂量

使用β受体阻滞剂治疗心衰的起始剂量要小，递加剂量须慢，通常心率降至55~60次/分钟的剂量，为β受体阻滞剂的目标剂量。

### 不良反应

使用β受体阻滞剂可能出现低血压、体液潴留和心衰恶化，出现心动过缓和房室传导阻滞等不良反应时，需延迟加量或停药。

## 醛固酮受体拮抗剂：对心衰患者有益

顾名思义，这是一种依靠拮抗醛固酮受体来发挥作用的药物。醛固酮是心脏"水泵调节系统"异常所产生的错误指令之一，它加速了水泵机器的损坏。因此，使用醛固酮受体拮抗剂可抑制醛固酮的有害作用，对心衰患者有益。

**正确调整药物剂量**
醛固酮受体拮抗剂使用应从小剂量开始，逐渐加量。注意，血钾值＞5.0毫摩尔/升，肾功能受损者（血肌酐值＞221微摩尔/升）不宜使用。

**定期检测血钾和肾功能**
使用时需注意定期检测血钾与肾脏功能。

应用于心衰治疗的药物除了上述的三种药物，还有血管紧张素Ⅱ受体拮抗剂（ARB）、伊伐布雷定、地高辛等，这些药物在心衰的治疗中也发挥着巨大的作用，而"金三角"则是心衰药物治疗的基石。

应该注意的是，由于每位患者的特异性，在药品的选择与用量方面也会有所不同。因此，每一位心衰患者均应到正规医院的心血管内科就诊，由专业的医生根据个体的情况选用合适的治疗方案，最大程度延缓心衰进展，改善预后。

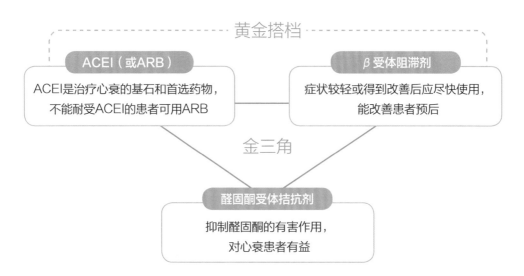

ACEI（ARB替代）和β受体阻滞剂黄金搭档基础上加用醛固酮受体拮抗剂，三药合用可称为"金三角"，应成为慢性射血分数下降的心力衰竭的基本治疗方案。

# 心衰患者使用利尿剂的时机很重要

　　心衰加重时，心脏的泵功能受损，导致肾血流量减少，也会导致尿量减少，造成水钠潴留。水钠潴留的直接后果就是血管中的水增多，反过来又加重了心脏的负担。这时，使用利尿剂可以增加患者尿量，降低水钠潴留，减轻心脏负担，短时间内改善心衰症状。因此，判断水钠潴留的程度、选对利尿剂的使用时机十分重要。

## 如何在家判断是否存在水钠潴留

| **测体重** | **记尿量** | **看症状** |
| --- | --- | --- |
| 　　短期内体重增加是判断水钠潴留的可靠指标。心衰患者可以每天固定时间（如晨起时）称重，如果体重3天内增长2千克以上，则需注意存在水钠潴留的可能。 | 　　有条件的患者也可以记录每天的尿量，如果连续数日尿量减少，也要当心。 | 　　如果出现呼吸困难、食欲下降、双脚及腰骶部水肿等现象，也有可能是水钠潴留的表现。 |

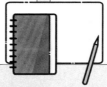

—— 常用利尿剂药物的分类及适应证 ——

| 药物分类 | 代表药物 | 适应证 |
| --- | --- | --- |
| 袢利尿剂 | 呋塞米，托拉塞米，布美它尼等 | 适用于大部分心力衰竭患者，特别适用于有明显体液潴留或伴肾功能受损者 |
| 噻嗪类利尿剂 | 氢氯噻嗪等 | 仅适用于有轻度体液潴留，伴高血压而肾功能正常的心力衰竭患者。但在顽固性水肿患者中噻嗪类利尿药可与袢利尿药合用 |
| 保钾利尿药 | 氨苯蝶啶、螺内酯、氨苯蝶啶螺内酯等 | 利尿效果较弱，很少单独用于心力衰竭，常与噻嗪类或袢利尿剂合用 |
| 血管加压素V2受体拮抗剂 | 托伐普坦等 | 用作常规利尿剂治疗效果不佳，适合有低钠血症或有肾功能损害倾向患者 |

# 利尿剂：长期服用需补钾

　　利尿剂价格低廉，作用确切、温和且持久。但因为长期使用利尿剂会导致一些不良反应，如低血钾等，目前很少大剂量地使用。长期使用噻嗪类利尿剂可能引起低血钾，应对患者定期进行血钾监测，适量补钾。

## 使用前需要检测肾功能及电解质

　　高尿酸血症患者不能使用噻嗪类利尿剂，电解质（主要是钠、钾、镁离子）紊乱时应在专业医生指导下使用，避免利尿剂加重紊乱程度。

## 使用过程中应注意监测以下指标

### 体重和尿量
　　这是反应利尿效果最直接的指标，每天体重减轻0.5~1千克为宜，相应的尿量减去液体摄入量也应保持在500~1000毫升。若利尿难以达到上述效果，则应逐渐增加剂量；一旦症状缓解，病情被控制，就以最小有效剂量长期维持。

### 肾功能
　　利尿剂治疗过程中可能出现肾功能恶化，如果在治疗过程中出现血肌酐或尿素氮水平上升，可考虑减少ACEI和ARB的用量，必要时须进行血滤或血透。当患者血尿酸水平升高时，可考虑改用袢利尿剂或加用降尿酸药。

### 电解质
　　使用袢利尿剂及噻嗪类利尿剂常见的不良反应为电解质丢失，连用时电解质紊乱的发生风险更高。因此，在使用利尿剂时应注意监测电解质，尤其是钠、钾、镁离子。

### 血压
　　在开始用利尿剂治疗或增加剂量时易发生低血压。此时应区分是利尿效果太强所造成的还是心衰恶化所致，并根据情况适当调整利尿剂使用方法。

# 强心药物：地高辛

地高辛属于洋地黄苷类药物，用于治疗充血性心力衰竭和控制快速心房颤动。它的应用，最早可以追溯到18世纪，堪称治疗心衰历史最悠久的药物。

## 尽量使用同一厂家生产的地高辛

地高辛要尽量在每天的同一时间服用，如果发生漏服应及时补服，如果此时接近下一次用药时间，则不必做任何处理，同时下次按原剂量服用。目前市面上有国产的、进口的地高辛片，不同的生产厂家，制出的地高辛片的药效也不尽相同。因此建议在治疗过程中，尽可能地使用同一厂家生产的药物，避免由于药物的性质不同导致不良后果。

## 服用地高辛期间多补钾

长期服用地高辛可能会引起胃肠道反应，为了减少对胃肠道的刺激，地高辛可与食物同服，但是水果、蔬菜、豆类和粗粮等会影响地高辛的吸收。此外，服药期间可以多吃些含钾丰富的食物，避免低血钾引起的地高辛中毒。

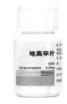

## 警惕地高辛中毒

服用地高辛之所以会容易中毒，是因为它的治疗量与中毒量接近，安全范围较窄，临床缺乏特征性表现，难以与原有疾病的表现区分。地高辛中毒主要表现有以下4点。

① 中毒早期表现有胃肠道反应，如恶心、呕吐、腹泻、厌食，有全身症状，如头痛、头晕、疲乏、失眠等。

② 心脏毒性，可出现各种心律失常、心率减慢、室性期前收缩，引起室上性心动过速、房室传导阻滞、房室结抑制、窦性停搏，严重者可发生室性心动过速、心室纤颤，甚至心搏骤停、猝死。

③ 神经系统表现，早期有头痛、失眠，可出现定向力障碍、谵妄、精神错乱、癫痫样抽搐发作等。

④ 视觉改变，可出现黄视、绿视、视力模糊。

# 放了支架也不可自行停药

放支架治疗冠心病，效果立竿见影。不少患者认为，冠心病的症状都消失了，病就痊愈了，其实不然。

一般来说，患冠心病的人，心脏的冠状动脉几乎都有狭窄，只是狭窄的程度不同而已。有的较轻，有的较重。支架的长度有限，解决的是狭窄最严重、最有致命性的部分。医生不可能在所有的冠状动脉中都放上支架，支架治疗只是对症治疗，放完支架后，患者还是需要继续服药，主要目的是防止支架内再次狭窄，延缓其他冠状动脉粥样硬化的进程。

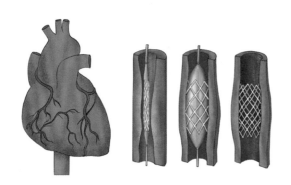

支架植入是将以不锈钢或合金材料制成的网状支架，用球囊输送至冠状动脉内狭窄的部分，支撑血管壁，让血液流通。

## 支架置入后患者多久复查

置入支架后，一般建议患者在前3个月，每个月都进行血常规、肝肾功能、血脂、出凝血时间及心电图的复查。3个月后可延迟至1个季度检查1次，并复查心脏彩超。建议术后9个月至1年的时间，复查冠脉造影。

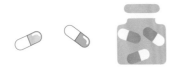

## 支架在体内是否会塌陷、移位、生锈或消失

支架一般采用的都是不锈钢合金材料，具有很强的支撑力、耐腐蚀性和塑形记忆功能，不会生锈和塌陷。术中操作扩张支架时所给予的高压力，超过汽车轮胎压力的6~8倍，使支架紧紧地镶嵌于冠状动脉壁上，因此不会移位。所谓可以消失的支架是指目前还没广泛应用于临床的生物可降解支架。

# 脑卒中：

# 时间就是生命

# 脑卒中，血压控制有讲究

《中国脑卒中防治报告2018》显示，虽然我国脑血管病防治工作已初显成效，但脑血管病仍是我国成年人致死和致残的首位原因，每5位死亡者中就至少有1人死于脑卒中。脑卒中是一种急性脑血管病，是由于脑部血管突然破裂或因血管阻塞导致血液不能流入脑部而引起脑组织损伤的一组疾病，临床上将其分为缺血性和出血性脑卒中，俗称"中风"。

## 高血压是脑卒中的危险因素

虽然脑卒中的诊断和治疗在近年来取得了巨大的进步，但预防仍然是减轻脑卒中负担的最佳途径。高血压是脑卒中最重要的危险因素，众多研究已经证实，降压治疗能够减少脑卒中的发生和复发。高血压是最常见的慢性非传染性疾病，同时也是心脑血管病最重要的危险因素，常累及心、脑、肾和血管等重要靶器官。

## 脑卒中药物治疗要兼顾降压效果

我国高血压患者至少2亿，但高血压的知晓率、治疗率和控制率都不高，采取有效措施干预高血压迫在眉睫。近年来，高血压被各大指南定义为"心血管综合征"，血管病变的早期干预已逐渐为临床所重视。因此，脑卒中患者的降压治疗在药物选择上要兼顾降压效果和心血管获益，以期最大程度降低脑卒中负担。对目标人群及时开展健康宣教，严格控制血压波动，对预防脑卒中发生具有良好的公共卫生意义。

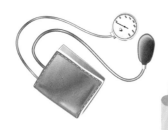

**脑卒中的主要临床表现**

1. 突发脸部、手臂或腿部无力。
2. 发生口眼歪斜、吐词困难等症状。
3. 无明显诱因的头痛、晕厥等症状。

# 脑卒中一级预防：从改变生活方式开始

　　研究表明，对脑血管疾病的危险因素进行早期干预，可以有效地降低脑卒中的发病率。脑卒中的预防分为一级预防和二级预防。脑卒中的一级预防是指首次脑卒中发病的预防，即对有脑卒中倾向、尚无脑卒中病史的个体，通过早期改变不健康的生活方式，积极控制各种可控危险因素，达到使脑卒中不发生或推迟发生的目的。

## 高血压：血压越高，脑卒中风险越高

　　血压和脑卒中发生风险的关系是连续、分级、一致、独立、可预测的，而且在病因学上具有显著性，即血压越高，脑卒中风险越高。

### ①

及时筛查新发高血压患者并给予治疗，30岁以上者每年应至少测量血压1次，高血压患者应严格监测血压，规律用药控制治疗，根据病情及时调整用药剂量。积极推荐家庭自测血压以促进血压控制。

### ②

早期或轻度高血压患者首先采用改变生活方式治疗，3个月效果仍不佳者，应加用抗高血压药物治疗。中度以上高血压患者除改进饮食习惯和不良生活方式外，还应进行持续、合理的药物治疗。

### ③

降压目标：普通高血压患者应将血压降至＜140/90毫米汞柱；伴糖尿病或肾病的高血压还可进一步降低（＜130/80毫米汞柱）。老年人（＞65岁）收缩压可根据具体情况降至＜150毫米汞柱；若无禁忌，应进一步降低。

### ④

对正常血压高值者（收缩压120~139毫米汞柱或舒张压80~89毫米汞柱），提倡改进生活方式并每年筛查高血压；如伴有充血性心力衰竭、心肌梗死、糖尿病或慢性肾病者，应给予抗高血压药物治疗。

### ⑤

若能有效降压，各类抗高血压药物均应推荐以降低脑卒中风险。具体药物应基于患者特点和药物耐受性进行个体化选择。

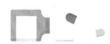

## 糖尿病：使脑卒中风险增加1倍以上

糖尿病是脑卒中的独立危险因素之一，糖尿病可使脑卒中的风险增加1倍以上，而大约20%的糖尿病患者最终会死于脑卒中。

① 有脑卒中危险因素的人，应定期检测血糖，必要时测定糖化血红蛋白、糖化血浆白蛋白或糖耐量试验。

② 糖尿病合并高血压患者应严格控制血压＜130/80毫米汞柱，可依据其危险分层及耐受性进一步降低。

③ 糖尿病患者应以改善生活方式为主，控制饮食，加强体育锻炼。2~3个月后血糖控制仍不满意者，应使用口服降糖药或胰岛素治疗。

④ 糖尿病患者在严格控制血糖、血压的基础上，联合使用他汀类药物可有效降低脑卒中的风险。但是，不推荐他汀类与贝特类药物作为脑卒中预防的常规药物。

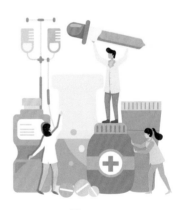

## 心房颤动：使脑卒中风险增加4~5倍

国外研究显示，调整其他血管危险因素后，单独心房颤动可以使脑卒中风险增加4~5倍。

① 40岁以上的成年人应定期体检，便于早期发现心房颤动（房颤）。确诊为房颤的患者，应积极找专科医生进行治疗。对于年龄＞65岁的患者，建议在初级医疗保健机构通过脉搏评估联合常规心电图检查进行房颤筛查。

② 瓣膜性房颤患者，如果CHA2DS2-VASc（用来预测房颤患者的脑卒中风险率，由专业医生进行评估）评分＞2且出血性并发症风险较低，建议接受抗凝治疗，并定期监测凝血功能。

③

非瓣膜性房颤患者，CHA2DS2-VASc评分＞2分且出血性并发症风险较低，建议口服抗凝药物治疗，可选择华法林；在有条件的情况下，也可选择新型抗凝剂，如达比加群、阿哌沙班及利伐沙班。

④

非瓣膜性房颤患者，CHA2DS2-VASc评分为1分且出血性并发症风险较低，可不选择抗栓治疗，可选择抗凝或阿司匹林治疗；对CHA2DS2-VASc评分为0分的非瓣膜性房颤患者，不需要抗血栓治疗。

⑤

对不适合长期抗凝治疗的房颤患者，在有条件的医疗机构可考虑行左心耳封堵术。

## 血脂：建议每6个月检测1次

血脂异常与缺血性脑卒中发生率之间存在明显相关性。

①

40岁以上男性和绝经期后女性应每年进行血脂检查；脑卒中高危人群最好也每半年检测1次血脂。

②

血脂异常患者依据其危险分层决定血脂的目标值。首先应进行治疗性生活方式的改变，并定期复查血脂。改变生活方式无效者应采用药物治疗，药物选择应根据患者的血脂水平及血脂异常分型决定。

③

血脂异常伴高血压、糖尿病、心血管病的患者为脑卒中高危/极高危状态，提倡采用改变生活方式+他汀类药物治疗，将低密度脂蛋白胆固醇（LDL-C）降至＜1.8毫摩尔/升（70毫克/分升）。

④

对他汀类药物无法耐受的患者，可以考虑采用非他汀的降脂疗法，如贝特类、依折麦布、烟酸等，但这些药物降低脑卒中风险的作用尚未得到证实。

 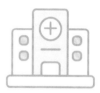

# 脑卒中二级预防：药物干预至关重要

　　脑卒中的二级预防是指再次脑卒中发病的预防。在脑卒中的预防中，除了非药物的预防措施，比如戒烟、限酒、注意膳食和营养均衡、适当运动和锻炼外，药物干预是至关重要的。下面主要谈谈预防脑卒中该如何用药。

## 他汀类药物：控血脂，降低脑卒中发生风险

①　　对于非心源性缺血性脑卒中或短暂性脑缺血发作患者，无论是否伴有其他动脉粥样硬化证据，推荐高强度他汀类药物长期治疗以降低脑卒中和心血管疾病发生的风险。二级预防目标为低密度脂蛋白胆固醇下降≥50%或≤1.8毫摩尔/升（70毫克/分升）。

②　　对于低密度脂蛋白胆固醇≥2.6毫摩尔/升（100毫克/分升）的非心源性缺血性脑卒中或短暂性脑缺血发作患者，推荐强化他汀类药物治疗以降低脑卒中和心血管疾病发生的风险；对于低密度脂蛋白胆固醇＜2.6毫摩尔/升（100毫克/分升）的缺血性脑卒中或短暂性脑缺血发作患者，目前尚缺乏证据推荐强化他汀类药物治疗。

③　　由于颅内大动脉粥样硬化性狭窄（狭窄率70%~99%）导致的缺血性脑卒中或短暂性脑缺血发作患者，推荐高强度他汀类药物长期治疗，以降低脑卒中和心血管疾病发生的风险，推荐目标值为低密度脂蛋白胆固醇≤1.8毫摩尔/升（70毫克/分升）。

④　　他汀类药物治疗期间，如果监测指标持续异常并排除其他影响因素，或出现指标异常相应的临床表现，应及时减药或停药观察（参考：肝酶＞3倍正常值上限，肌酶＞5倍正常值上限，应停药观察）；老年患者或合并严重脏器功能不全的患者，初始剂量不宜过大。

⑤　　长期使用他汀类药物治疗总体上是安全的。有脑出血病史的非心源性缺血性脑卒中或短暂性脑缺血发作患者应权衡风险和获益合理使用。

## 抗血小板药物：脑卒中二级预防一线用药

抗血小板治疗能显著降低缺血性脑卒中或短暂性脑缺血发作风险，严重心血管疾病的发生风险。目前循证医学证据充分的抗血小板药物有阿司匹林、氯吡格雷、噻氯吡啶。

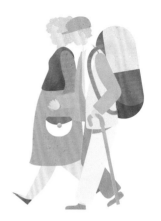

**①** 对非心源性栓塞性缺血性脑卒中或短暂性脑缺血发作患者，建议给予口服抗血小板药物而非抗凝药物，预防脑卒中复发及其他心血管疾病的发生。

**②** 阿司匹林或氯吡格雷单药治疗均可作为首选抗血小板药物。阿司匹林单药抗血小板治疗的最佳剂量为75~150毫克/天。

**③** 发病24小时内，具有脑卒中高复发风险的急性非心源性短暂性脑缺血发作或轻型缺血性脑卒中患者，应尽早给予阿司匹林联合氯吡格雷治疗21天，但应严密观察出血风险，此后可单用阿司匹林或氯吡格雷作为缺血性脑卒中长期二级预防一线用药。

**④** 发病30天内伴有症状性颅内动脉严重狭窄（狭窄率为70%~99%）的缺血性脑卒中或短暂性脑缺血发作患者，应尽早给予阿司匹林联合氯吡格雷治疗90天。此后阿司匹林或氯吡格雷单用，作为长期二级预防一线用药。

**⑤** 非心源性栓塞性缺血性脑卒中或短暂性脑缺血发作患者，不推荐常规长期应用阿司匹林联合氯吡格雷抗血小板治疗。

# 脑卒中发作过就要长期服用抗凝药

正常人有完整的血液凝固系统和抗凝及纤溶系统，所以血液在血管内既不凝固也不出血，始终自由流动完成其功能。但当机体处于高凝状态或抗凝及纤溶减弱时，则易发生栓塞性疾病。抗凝药可用于防治血管内栓塞或血栓形成的疾病，是通过影响凝血过程中的某些凝血因子阻止凝血过程的药物。所有发生过脑卒中事件的房颤患者均应进行长期口服抗凝药治疗。

## 抗凝药物选择因人而异

虽然达比加群酯稳定性高，不需定期监测凝血功能，但是这类药物需要终身服用，常年累积下来，费用上会有不小的负担。华法林在剂量控制得当后，只需定期复查凝血功能，而且价格相对便宜。具体选择何种药物还要因人而异。

## 达比加群酯比华法林更安全

2013年，我国批准达比加群酯用于预防成人非瓣膜性房颤患者的脑卒中和全身性栓塞，口服起效快，半衰期短，选择性高，治疗剂量不引起血小板的减少，并且抗凝作用与维生素K无关。相较于华法林，达比加群酯的优点是不需要定期监测凝血功能，出血风险少，药物安全性高。

## 正在服用华法林，如何转用达比加群酯

从华法林转用达比加群酯，首先需要停用华法林，待INR < 2.0时，立即给予达比加群酯。从达比加群酯转换为华法林治疗，两种药物需联用一段时间，待监测INR达到目标值范围（即2.0~3.0），停用达比加群酯，考虑到达比加群酯可能对INR有一定的影响，所以患者应在停用达比加群酯后的1个月内仍密切监测INR，使其达标后，恢复常规监测。

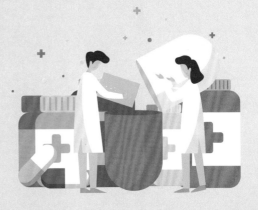

# 脑卒中恢复期的4个用药原则

脑卒中治疗后有一个恢复期，恢复期要坚持用药，用药需遵循如下4个原则。

## 第一，必须坚持长期服药

脑卒中患者的恢复期比较长，一般需要3~12个月。如果脑卒中患者有偏瘫、言语不利、口角歪斜等症状，经过1年的治疗还不能基本恢复，那就是进入了所谓的后遗症期。不少患者和家属很重视急性期的药物治疗，对其后恢复期间的药物治疗不太重视，不按时服药，或擅自换药或停药，这些都与不正确的认识有关。

根据临床资料统计，脑卒中患者的服药时间，最好能坚持5年，这样复发率就可以明显降低。

## 第二，针对引起脑卒中高危因素治疗

脑卒中的发生与抽烟、高龄、高血压、糖尿病、肥胖、高脂血症、高血黏度、心功能不全和遗传等危险因素密切相关。仍有许多患者还未充分认识到，在脑卒中恢复期针对高危因素服药的重要性和相关的用药知识。

患者在脑卒中急性期过后，其有关的高危因素大多并未消失，仍有复发的可能，所以仍需要进行长期针对性的药物治疗。

## 第三，可以适当选用中成药

为了预防复发和治疗后遗症，处于脑卒中恢复期的患者可适当用中药。

目前，已有很多适合脑卒中恢复期患者使用的中成药问世，如血栓心脉宁、脑血栓片、中风回春丸、华佗再造丸、大活络丹等。患者可以在医生的指导下，根据病情和体质等具体情况，有针对性地选择服用。必要时，还可配合使用一些有调补作用的中成药，如益气、滋阴、温阳、养血类药物。但需要定期监测凝血象等出凝血指标，以及肝肾功能，防止药物副作用。

## 第四，不能奢望有特效药

就脑卒中患者而言，由于病因非常复杂，治疗也很漫长，所以脑卒中恢复期患者的用药也就更为复杂，没有什么特效药能使其在短期内获得痊愈，或者绝对防止脑卒中复发。

脑卒中患者及其家属需要特别注意，在用药预防脑卒中复发和治疗后遗症的同时，不能忘记采取必要的措施控制血压、降低血脂和血黏度、控制血糖等容易引起脑卒中复发的原有疾病，只有这样，才能有效地预防复发和治疗后遗症。

# 神经保护药：减慢发病过程，改善疾病愈后

传统意义上的神经保护是指通过拮抗、阻滞或减慢脑卒中发病过程，引起不可逆缺血性脑损伤的改变，来改善疾病的预后。根据国际脑卒中中心最新数据表明，目前研究规模较大的神经保护药物包括钙通道阻滞剂、谷氨酸受体拮抗剂、自由基清除剂、磷脂酰胆碱前体物、钠通道阻滞剂、钙螯合剂、一氧化氮抑制剂、血清素激动剂、阿片类拮抗剂、生长因子、白细胞黏附抑制剂、γ-氨基丁酸激动剂等。

## 神经修复的常用药物分类及使用方法

| 药物分类 | 使用用法 |
| --- | --- |
| 碱性成纤维生长因子 | 以生理盐水等注射用水溶解后使用。肌内注射，每日1次，每次1 600~4 000国际单位（IU），2~4周为1个疗程 |
| 脑神经生长素注射液 | 肌内注射，每次1~2支（2~4毫升），每日1~2次，每月为1个疗程 |
| 神经节苷脂类药物 | 每日20~40毫克，遵医嘱1次或分次肌内注射或缓慢静脉滴注。在病变急性期（尤急性创伤）：每日100毫克，静脉滴注，2~3周后改为维持量，每日20~40毫克 |
| 胞二磷胆碱注射液 | 静脉滴注每日0.2~1克，用5%或10%葡萄糖注射液稀释后缓缓滴注。肌内注射每日0.2克，1次或分2次注射 |
| 弥可保注射剂 | 成人每次1安培瓦（含钴酰胺500微克），一周3次，肌内注射或静脉注射，可按年龄、症状酌情增减 |
| B族维生素 | 维生素$B_1$，每次10~30毫克，每日3次，口服<br>维生素$B_{12}$，每次0.025毫克，每日3次，口服 |
| 中药、中成药类 | 如马钱子、蓖麻、天麻、伸筋草、透骨草、桃仁、红花、黄芪、丹参等。成药如活络丹、天蚕面瘫胶囊等。各类药具体使用方法谨遵医嘱，或按处方规范使用 |

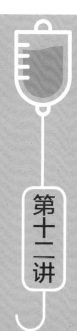

# 帕金森病：

# 药物治疗是首选

# 什么是帕金森病

帕金森病（Parkinson disease，简称PD）是一种运动障碍性疾病，最早称为震颤麻痹，是中老年人群常见的神经变性疾病，起病隐匿，缓慢进展，临床主要表现为静止性震颤、运动迟缓、肌强直、姿势步态异常，可伴有神经精神症状、睡眠紊乱、自主神经功能紊乱等非运动症状。

目前，在我国60岁以上人群中，每100人就有1人患有帕金森病，全世界一半以上的帕金森病患者在中国。帕金森病已成为仅次于肿瘤、心脑血管疾病等严重危害老年人身体健康的致残性疾病。

## 药物是治疗帕金森病的首选

药物是治疗帕金森病的首选，且是主要的治疗手段，可缓解干扰患者日常生活的症状、控制并发症、延缓疾病进展。药物的使用应该遵循以下用药原则。

剂量逐渐增加，以"最小剂量达到最满意的效果"。

用药因人而异，根据患者临床分期、临床特点，结合年龄、职业、工作情况以及家庭经济条件，选择合适的药物治疗。

权衡利弊，尽量避免或减少药物的不良反应和并发症。药物治疗不能突然停药，以免发生撤药恶性综合征。

根据不同运动并发症类型选择不同处理方式，注意晚期患者的护理支持。

# 帕金森病与阿尔兹海默症的区别

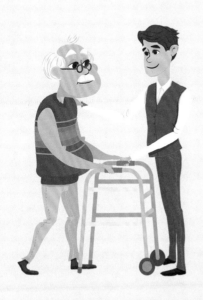

帕金森病是一种因为大脑内神经元的死亡造成的疾病。与之类似的还有阿尔茨海默症（俗称"老年痴呆症"）。它们都被称为神经退行性疾病。这两种疾病有许多相似点，但也有很大的不同，简略比较如下表。

**帕金森病与阿尔兹海默症的区别**

| 项目 | 阿尔兹海默症 | 帕金森病 |
|------|------------|---------|
| **发病年龄** | 大部分＞65岁<br>随年龄增长患病比例显著增高 | 大部分＞50岁<br>随年龄增长患病比例略有增加 |
| **遗传因素** | 影响较大 | 影响较小 |
| **主要症状** | 失智<br>后期会出现行动障碍 | 行动障碍<br>后期会出现失智 |
| **简单原理** | 大脑皮层神经元死亡<br>$\beta$-Amyloid蛋白聚积形成老年斑 | 中脑黑质神经元死亡<br>$\alpha$-synuclein蛋白聚积成路易体 |
| **治疗方法** | 口服药物，可以轻微缓解症状<br>无法治愈和停止病情发展 | 口服药物或外科手术，可以有效缓解症状<br>无法治愈和停止病情发展 |

# 早中期治疗以药物为主

　　帕金森病的治疗目的是延缓疾病的进展，控制运动及非运动症状，预防运动并发症。我们应该遵循个体化原则，根据患者不同年龄、临床表现及经济能力等，制订最适合的治疗方案，延缓病情发展，提高生活质量，同时尽可能减少药物的不良反应。

## 帕金森病的治疗以改善症状为主

　　每一种帕金森病治疗药物都有其适合的人群，且具有各种各样的副作用，但主要是以改善症状为主，而且主要适用于早中期帕金森病患者，而对中晚期帕金森病患者来说，药物的疗效逐渐下降。当出现严重的运动并发症，单纯的药物调整已不能改变患者症状，此时可以考虑选择非药物治疗，如手术治疗（最新的刺激性手术DBS）、基因治疗（尚处于实验阶段）。帕金森病的治疗以对症治疗为主，很多新制剂不断被研制并应用，但仅是对原剂型的修改，可增加疗效或减少不良反应，却仍不能遏制病情的发展。

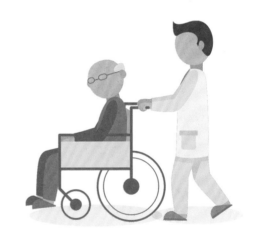

# 帕金森病目前不能完全治愈

　　目前的药物治疗只能减轻帕金森病患者的症状，并不能延缓病情的发展。所以，凡是说某种药物能治愈帕金森病的，一定是骗人的。下面我们就来介绍几类常用药物，让患者有一个大概的了解。

## 治疗帕金森病常用药物的分类及特点

| 药物分类 | | 药物特点 |
|---|---|---|
| **抗胆碱能药物** | 苯海索 | 主要用于震颤明显且年龄较轻的患者，而对无震颤的患者一般不用。该类药可使记忆和认知功能减退 |
| **多巴胺能受体药物** | 左旋多巴 | 易产生不良反应，包括胃肠道症状、心血管症状或精神症状。年轻患者易出现"开关"现象* |
| | 复方左旋多巴 | 治疗本病最基本最有效的药物，被誉为帕金森病药物治疗的"金钥匙"，对震颤、强直、运动迟缓等均有效，且能明显改善"开关"现象 |
| | 多巴胺受体激动剂（DAs） | 可预防或减少并发症的发生。缺点：单独应用不如左旋多巴疗效明显，费用较高。40%~60%会出现不良反应 |
| | 单胺氧化酶B（MAO-B）抑制剂 | 可改善姿势步态障碍与运动迟缓，有可能成为治疗早期帕金森病的一线药物 |
| | 儿茶酚-O-甲基转移酶（COMT）抑制剂 | 属于辅助性药物。代表性的药物有托卡朋、恩他卡朋、尼特卡朋 |
| **其他药物** | 如金刚烷胺，对少动、僵直、震颤均有轻度改善作用 | |

*所谓的"开关"现象是指帕金森病患者长期应用左旋多巴类药物后出现的药效波动现象，也是该类药物产生的一种副作用。

"关"主要表现为突然出现肢体僵直，运动不能，就像断电一样，比如在走路时突然迈不开步子，脚上好像戴了脚镣铅锤，举步维艰。

"开"时尽管未加用任何相关治疗，而突然活动正常，肢体僵硬消失，可以自如活动。这种变化速度非常快，且不可预测，如同电源开关一样，因此形象地被称为"开关"现象。

"开关"现象不可预测，使得帕金森病症状在突然缓解和突然加重之间转换，缓解时常有不自主运动，加重时全身僵硬、寸步难行。

# 早期不影响生活，可暂时不用药物治疗

　　帕金森病早期主要以明确诊断为主。如果早期症状不严重，不影响工作和生活，可以不吃药，先暂时观察，这时可以采取加强功能锻炼的方法，以尽量推迟吃药时间。但如果症状明显，就应该及时吃药，以控制症状。

## 不同时期帕金森病的药物选择

### 早期帕金森病

　　如病情未影响生活，可暂不给予症状性治疗用药，否则，给予药物治疗。老年帕金森病（≥65岁）患者或伴智能减退，首选复方左旋多巴，必要时加用多巴胺受体激动剂、MAO-B抑制剂或COMT抑制剂。苯海索和金刚烷胺（＞70岁以上患者）尽量不用，除非严重震颤并影响日常生活。

### 中期帕金森病

　　早期首选低剂量复方左旋多巴治疗的患者，至中期其症状改善不显著，此时应适当加大剂量或添加多巴胺受体激动剂、MAO-B抑制药、金刚烷胺、COMT抑制剂。早期首选多巴胺受体激动剂、MAO-B抑制药、金刚烷胺/抗胆碱药治疗的患者，发展至中期其症状改善不明显，此时应添加复方左旋多巴。

### 晚期帕金森病

　　一方面继续力求改善运动症状，另一方面处理一些可能产生的运动并发症和非运动症状。

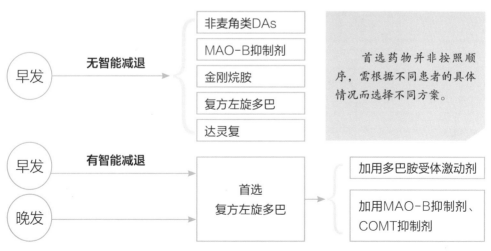

早发 —— 无智能减退 ——
- 非麦角类DAs
- MAO-B抑制剂
- 金刚烷胺
- 复方左旋多巴
- 达灵复

首选药物并非按照顺序，需根据不同患者的具体情况而选择不同方案。

早发 —— 有智能减退 ——
晚发 ——
首选 复方左旋多巴 ——
- 加用多巴胺受体激动剂
- 加用MAO-B抑制剂、COMT抑制剂

## 治疗帕金森病常用药物的使用说明

| 代表药物 | 用法用量 | 适应证 |
|---|---|---|
| 吡贝地尔缓释片（泰舒达） | 一日1次，于正餐结束时，用半杯水服用1片（50毫克/片），不要咀嚼 | 常被认为是首选药物，可单药用于震颤明显的患者，帕金森病早期即可应用 |
| 多巴丝肼片（美多芭） | 一日3次，一次1片（0.25克/片） | 老年或者智能减退的帕金森病患者 |
| 盐酸司来吉兰片 | 一日1次，于早晨服用1片（5毫克/片） | 可单独使用，也可以与美多芭联合应用 |
| 恩他卡朋片（珂丹） | 每次服用美多芭时加服本药1片（0.2克/片） | 在疾病早期可以优先选用。可用于使用美多芭治疗后仍有症状波动的患者。单独使用无效 |
| 苯海索片 | 一日3次，一次0.5片（2毫克/片） | 这种药价格低廉，国内很多厂家生产。对于震颤明显，而其他药物效果不好的时候，可选用 |
| 盐酸金刚烷胺片 | 一日2次，一次1片（100毫克/片） | 价格不贵，是一种抗流感的药物，也用于帕金森病的治疗。能改善患者活动减少、肢体强直及震颤，并能改善舞蹈样等不自主动作 |

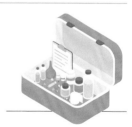

## 治疗帕金森病常用药物的用药注意事项

| 代表药物 | 注意事项 |
|---|---|
| 吡贝地尔缓释片（泰舒达） | ①应从小剂量开始，逐渐增加剂量至获得满意疗效而不出现副作用为止；②仅限于老年患者使用。休克、心肌梗死急性期、果糖不耐受患者禁用；③体位性低血压、脚踝水肿和精神异常（幻觉、食欲亢进、性欲亢进等）的发生率较高。可造成突然入睡 |

| 代表药物 | 注意事项 |
|---|---|
| 多巴丝肼片<br>（美多芭） | ①开始时使用小剂量（一般是一次半片，一日3次），根据病情逐渐增加剂量，疗效满意而不出现副作用时长期维持；<br>②宜在餐前1小时或餐后1.5小时服药；<br>③如果用药间歇期症状加重，可以在不增加或稍微增加每日总剂量的前提下，适当增加每日服药次数；<br>④使用时不能突然停药，以免发生撤药恶性综合征；<br>⑤闭角型青光眼、精神病、癫痫史、心衰、严重心律失常患者禁用。禁用于25岁以下患者及妊娠、哺乳期患者。冠心病、消化道溃疡患者慎用 |
| 盐酸司来吉兰片 | ①勿在傍晚或晚上应用，以免引起失眠；<br>②可诱发抑郁、焦虑、幻觉、认知功能障碍等精神障碍；<br>③胃溃疡、严重高血压、严重心绞痛、心律失常、精神病患者慎用。慎与抗抑郁药合用，如阿米替林、多塞平；禁与帕罗西汀同类药物合用 |
| 恩他卡朋片<br>（珂丹） | ①本品在胃肠道能与铁形成螯合物，故与铁剂的服药间隔时间至少2小时；<br>②不可突然撤药；<br>③常见副作用有恶心、腹泻、腹痛、口干、肝功能损害、激越、失眠、头痛、多汗、疲劳等。需严密监测肝功能，尤其在用药之后的前3个月。可造成突然入睡、直立性低血压；<br>④肝功能不全、果糖不耐受、嗜铬细胞瘤患者及既往有非创伤性横纹肌溶解、恶性神经阻滞综合征病史患者禁用 |
| 苯海索片 | ①对于没有震颤的患者，不推荐使用；<br>②常有口干、视物模糊、便秘等副作用。闭角型青光眼、尿潴留、前列腺肥大的患者禁用；<br>③可诱发精神障碍，长期应用可能会导致认知功能下降，故老年患者不推荐使用 |
| 盐酸金刚烷胺片 | ①此药容易造成失眠，因此每日最后一次服药应在下午4点前；<br>②不可突然停药；<br>③癫痫、精神障碍、肾功能不全、心衰、直立性低血压、严重胃溃疡、肝病患者慎用。哺乳期女性禁用 |

## 不同并发症的药物选择

| 运动并发症 | 药物选择 | |
|---|---|---|
| **症状波动** | 当药效维持时间逐渐缩短时：①增加每日服药次数，减少每次服药剂量；或每次服药剂量不变，增加服药次数；<br>②由常释剂换用控释剂；<br>③加用普拉克索或罗匹尼罗等；<br>④加用COMT抑制剂，如恩托卡朋等；<br>⑤加用MAO-B抑制剂，如雷沙吉兰等；<br>⑥餐前1小时或餐后1.5小时服药；<br>⑦手术治疗<br>"开关"现象处理：可口服普拉克索 | |
| **异动症<br>（运动障碍）** | 剂峰异动症：初期出现舞蹈样运动，晚期可转为肌张力障碍，最终舞蹈样运动与肌张力障碍并存 | ①减少每次复方左旋多巴的剂量；<br>②适当减少复方左旋多巴剂量，同时加用普拉克索，或加用恩托卡朋等；<br>③加用金刚烷胺；<br>④加用氯氮平；<br>⑤复方左旋多巴控释剂换用常释剂 |
| | 双相异动症：异常不自主运动—改善—异常不自主运动 | ①复方左旋多巴控释剂换用常释剂；<br>②加用普拉克索或恩托卡朋等 |
| | "关"期肌张力障碍：晨起首次服药前出现肌张力障碍，常伴足痛性痉挛 | ①睡前加用复方左旋多巴控释片或普拉克索；<br>②在起床前服用复方左旋多巴常释剂或水溶剂 |
| | "开"期肌张力障碍 | 处理方法同剂峰异动症 |

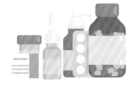

| 非运动并发症 | 药物选择 |
|---|---|
| **精神障碍：包括抑郁和（或）焦虑、幻觉、认知障碍或痴呆等** | ①若是由药物诱发，逐减或停用抗帕金森病药物；<br>②对症用药：幻觉和妄想推荐选用氯氮平或喹硫平；抑郁和焦虑可选用普拉克索；选用劳拉西泮和地西泮缓解易激惹状态；针对认知障碍和痴呆，可选用利伐斯明、多奈哌齐以及美金刚等 |
| **自主神经功能障碍** | ①便秘：多喝水、多吃水果、蔬菜，加用多潘立酮等，增加运动量；<br>②泌尿障碍：尿频、尿急、尿失禁可用奥昔布宁、溴丙胺太林、托特罗定和莨菪碱等；若出现尿潴留，可导尿，若由前列腺增生肥大引起，必要时可进行手术治疗；<br>③位置性低血压：多喝水、适当多吃盐，睡眠时抬高头位，动作变换要缓慢 |
| **睡眠障碍** | ①加用左旋多巴控释剂、普拉克索或恩托卡朋等；<br>②纠正服药时间：司来吉兰在早晨、中午服用，金刚烷胺需在下午4点前服用；<br>③可睡前口服0.5毫克氯硝西泮；<br>④嗜睡：用药减量；也可予左旋多巴控释剂代替常释剂 |
| **感觉障碍** | ①嗅觉减退相当常见，但是目前尚无明确措施能够改善嗅觉障碍；<br>②麻木：对症治疗；<br>③不宁腿综合征：入睡前2小时内选用普拉克索或复方左旋多巴 |

### 姿势平衡障碍

主动调整身体重心、踏步走、大步走、听口令、听音乐或拍拍子行走或跨越物体（真实的或假想的）等可能有益。必要时使用助行器甚至轮椅，做好防护

# 居家常备药，
# 使用别大意

# 感冒药：用药前先分清感冒类型

绝大多数感冒由病毒引起，主要有普通感冒和流行性感冒两类。在现实生活中，很多人认为感冒就要使用抗生素治疗。其实不然，抗生素对病毒往往无效，滥用反而会延误病情，甚至增加细菌的耐药性。

感冒药成分不一，主要可分为以下4种。

## 常用感冒药成分的分类及作用

| 成分分类 | 作用 |
| --- | --- |
| 对乙酰氨基酚（扑热息痛） | 可退热，缓解头痛和肌肉酸痛 |
| 伪麻黄碱（氯苯那敏） | 减轻鼻窦、鼻腔黏膜血管充血，解除鼻塞症状 |
| 扑尔敏 | 缓解感冒引起的打喷嚏、流鼻涕、流眼泪等过敏症状 |
| 右美沙芬 | 针对上呼吸道感染出现的咽痒、咳嗽等症状 |

感冒药常将上述成分搭配组合制成复方制剂，如"酚麻美敏片"就包含了对乙酰氨基酚、伪麻黄碱、扑尔敏和右美沙芬四种成分。医生和患者需针对具体的症状，选择具体的药物。

## 使用感冒药的4个基本原则

① 老年患者在使用这类药物时，服用剂量减半，不可擅自增加剂量，用药时间最长不能超过5天。

② 长期大剂量服用此类药物会引起肝脏损伤。

③ 为减少对胃肠道的刺激，应在餐后服用，避免空腹服用。

④ 切记不可同时服用多种解热镇痛药，以免毒副作用加大，甚至出现危险。

## 单纯发热或伴有头痛就选对乙酰氨基酚

刚感冒时，有些人只表现为发热症状或伴有头痛、肌肉酸痛，这时选择对乙酰氨基酚就可以了。

## 鼻塞、流鼻涕选伪麻黄碱和扑尔敏组合的药物

由鼻腔黏膜充血或过敏引起的症状，最好选只含有伪麻黄碱和扑尔敏的药物，如复方盐酸伪麻黄碱缓释胶囊。但伪麻黄碱成分有一定中枢神经兴奋作用，不可超过推荐剂量用药，有高血压、糖尿病、缺血性心脏病、眼内压增高、甲状腺功能亢进或前列腺肥大的患者须谨慎使用。

## 不发烧但咳嗽可选择美敏伪麻溶液

因为右美沙芬是止咳的重要成分，配合伪麻黄碱和扑尔敏，可以有效治疗咳嗽。另外，不发烧就不必选用含"氨酚"的感冒药。

出现所有症状时适合选用四种成分组合在一起的"全能药"。如酚麻美敏、氨麻苯美等药物。

## 感冒吃药一周还不好，就要看医生

中老年人服用感冒药时应注意剂量疗程，一般感冒症状减轻或消失即可停药。如果服药一周感冒症状还是比较严重，应及时去医院诊治。另外，家中有从事驾车、开船或飞机、操作精密仪器和高空作业等工作的患者，切不可服用含"敏"或"苯"的感冒药，以免发生意外。

## 中医里的三种不同感冒类型

中医将感冒依据病因分为风寒型、风热型和暑热型三种，在用药上也有区别。

①

**风寒型感冒**
宜宣肺散寒、辛温解表，可用感冒清热冲剂、正柴胡饮颗粒。

②

**风热型感冒**
宜宣肺清热、辛凉解表，可用银翘解毒丸、桑菊感冒片、羚羊感冒片。

③

**暑热型感冒**
宜清热祛暑、清气分热，可选用藿香正气冲剂或口服液。

不过还是提倡感冒无严重症状者不用或少用药物，注意休息，提高身体免疫力最重要。

# 抗过敏药：连续服用不超过1个月

近几年来，随着气候、环境等变化，过敏性疾病患者的数量急剧增长。花粉、螨虫以及食物中的某些成分都可能成为过敏原，威胁我们的身体健康。抗过敏药物品种繁多，作为特殊人群的中老年患者，如何正确选择合适的抗过敏药物，提高疗效，减少不良反应的发生，就显得尤为重要。

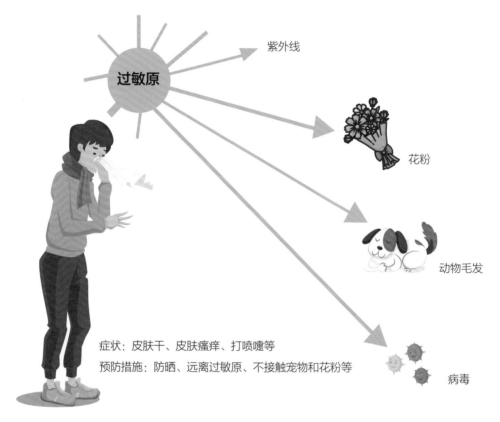

症状：皮肤干、皮肤瘙痒、打喷嚏等
预防措施：防晒、远离过敏原、不接触宠物和花粉等

不同种类的抗过敏药物，其作用机制以及特性不同，在治疗过敏性疾病时侧重点也有所不同。例如，寒冷性荨麻疹用赛庚啶效果好；热性荨麻疹用羟嗪疗效显著；对于慢性过敏性疾病，治疗时间较长，应选用无嗜睡作用、其他副作用相对较少的药物，如氯雷他定、咪唑斯汀、地氯雷他定等；而对于慢性、顽固性或病情较重的急性过敏性疾病，应考虑联合用药。对于选用有镇静安眠作用的抗过敏药，一般夜晚临睡前服用。连续服用一种抗过敏药不得超过1个月，如需继续用药，应考虑更换其他类型的抗过敏药。

## 常用抗敏药的分类及作用

| 药物分类 | 代表药物 | 作用及注意事项 |
| --- | --- | --- |
| 抗组胺药 | 第一代抗组胺药：如扑尔敏、苯海拉明 | 第一代抗组胺药有明显的镇静作用和中枢神经不良反应以及抗胆碱能作用，从而引起嗜睡、口干、便秘、视力模糊等症状，一般不推荐老年患者使用 |
| | 第二代抗组胺药，如西替利嗪、氯雷他定、咪唑斯汀 | 副作用较少，但与酮康唑、伊曲康唑、红霉素合用时会加重不良反应，应避免同时使用。有严重肝功能损害或潜在心血管疾病患者也应慎用此类药物 |
| | 第三代抗组胺药，如地氯雷他定、左西替利嗪、非索非那丁 | 推荐中老年患者使用此类副作用较小的药物 |
| 过敏反应介质阻滞剂，也称为肥大细胞稳定剂 | 色甘酸那、色羟丙钠、酮替芬 | 主要治疗过敏性鼻炎、支气管哮喘、溃疡性结肠炎以及过敏性皮炎等 |
| 钙剂 | 葡萄糖酸钙 | 通过增加毛细血管致密度，降低通透性，从而减少渗出，减轻或缓解过敏症状。常用于治疗荨麻疹、湿疹、接触性皮炎、血清病等 |
| 糖皮质激素 | 泼尼松、地塞米松 | 对各型过敏反应均有效，但主要用于顽固外源性过敏反应、自身免疫病和器官移植等 |
| 其他 | 维生素C、辅酶Q10 | 帮助人体清除自由基，保护人体免受自由基的破坏和损伤 |

# 止痛消炎药：避免和
# 其他药物同时服用

进入冬季，气温下降，老年人易患多种疾病，特别是骨科疾病的老年患者迅速增多，随之而来的疼痛也在所难免，如头痛、关节痛等。止痛消炎药成为该类患者的首选。

## 有基础疾病的中老年人，注意药物的选用

麻醉性镇痛药被列为特殊管控药品，故本小节不涉及作用于中枢神经系统类的镇痛药，而非甾体抗炎药作为临床常用的止痛消炎药，常出现在家庭小药箱中。这类药常用的有阿司匹林、对乙酰氨基酚、吲哚美辛、双氯芬酸、美洛昔康、塞来昔布等。中老年人因肝肾功能相对较弱，机体对于药物吸收、分布、代谢、排泄都发生了变化，如何正确使用这类药物尤为关键。

目前临床上已有很多种非甾体类抗炎药，如非选择性非甾体类抗炎药的典型代表有阿司匹林、对乙酰氨基酚、布洛芬、萘普生、吲哚美辛、双氯芬酸等，有胃肠道损伤的老年患者应避免选择此类药物；选择性非甾体类抗炎药如塞来昔布、依托考昔、美洛昔康等，有心血管疾病的老年患者慎用此类药物。

对有基础病的老年患者来说，重复交叉使用多种药物，可能导致药物不良反应的发生。中老年人在服用止痛消炎药时一定要注意以下几方面。

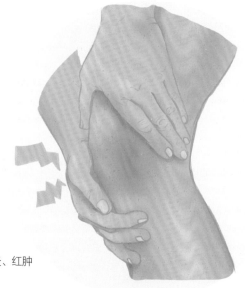

膝关节发炎、红肿

## 不宜同时服用多种止痛消炎药

大部分止痛消炎药经肝脏和肾脏排泄代谢，老年人肝肾功能下降，同时服用多种止痛消炎药易加重肝肾的负担，可能诱发肝肾功能衰竭。

## 饭后服用，服用时间不超过3天

在服用止痛消炎药时需关注何时用药。阿司匹林、吲哚美辛、布洛芬容易引起胃肠道溃疡和胃肠道出血，所以需要饭后服用，以减轻其引起的不良反应。另外，还需关注服药时间的长短。老年人服用止痛药的时间不宜过长，3天后症状还未缓解需尽快就医。

## 用药期间禁止饮酒

在使用阿司匹林、扑热息痛和布洛芬等药物期间饮酒，可加重药物的不良反应，如胃黏膜损伤，严重时甚至会出现胃出血。部分人酒后服用对乙酰氨基酚，可增加药物对肝脏的毒性。

## 找对病因再服用止痛消炎药

在对病因判断不清的情况下，不可以过早服用止痛药，否则会影响医生诊断，延误病情。比如腹痛，病因非常复杂，可能是胃癌引起的疼痛，或是阑尾炎引起的疼痛等。因此，患者不能盲目使用止痛药，应及时就医找出病因。

## 同时患有其他疾病时需谨慎用药

止痛消炎药可与多种慢性疾病类药物产生药物相互作用。老年人易患高血压、糖尿病、高脂血症、哮喘等慢性疾病，使用止痛药时应咨询药师。

例如，糖尿病的神经疼痛一般不建议服用非甾体抗炎药止痛，因为这会让神经越来越不敏感，导致后期患者丧失感觉；哮喘患者慎用阿司匹林，因为阿司匹林可诱发哮喘病的发作；老年人常患有高血压，而有研究指出，对乙酰氨基酚会增加女性患高血压的风险，在使用止痛药时需关注血压变化情况。

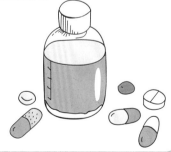

# 消化不良药：找准病因再用药

消化不良是中老年人平时最容易出现的问题，这会影响食物的消化吸收，引发腹胀、腹痛。消化不良主要和以下几方面原因有关。

## 老年人的牙龈萎缩

牙齿是我们消化的第一把"利器"，老年人牙齿多已脱落，咀嚼发生困难，未被充分嚼碎的食物就被吞咽到胃中，加重了胃的负担。

## 老年人消化道黏膜、腺体均在萎缩

老年人每日唾液的分泌量仅为年轻人的1/3，胃液的分泌液下降为年轻时的1/5，造成肠胃消化食物的能力大大下降。

## 胃肠道平滑肌纤维萎缩，弹力减弱

老年人的机械性消化能力减弱，胃肠道功能也比较薄弱。饮食不均衡有时会使其胃酸分泌过多，甚至出现胃溃疡等胃肠道损伤的情况。

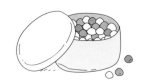

消化不良类药物品种较多，选择时应有的放矢。根据发生消化不良的类型对症用药，注意药物的服用方法及时间，特别是饭前还是饭后服用；注意配伍禁忌，避免助消化药物失活或药效降低；对于服用助消化药物7天后，症状未见改善者，应及时就医。

针对以上消化不良的病因，临床上常用的药物主要分为以下4类。

### 常用消化药物的分类和注意事项

| 药物分类 | 代表药物 | 注意事项 |
| --- | --- | --- |
| 消化酶类 | 复方消化酶胶囊、复方阿嗪米特肠溶片、米曲菌胰酶片、复方胃蛋白酶颗粒、胰酶、乳酶生 | 其中复方胃蛋白酶颗粒来自动物胃黏膜，常与稀盐酸同服，辅助治疗胃酸分泌不足、消化酶分泌不足引起的消化不良和其他胃肠疾病。不能与碱性药物配伍；胰酶为多种酶的混合物，主要含胰蛋白酶、胰淀粉酶、胰脂酶，口服用于消化不良 |
| 促进消化液分泌药，主要有助消化药和胃动力促进剂 | 助消化药常用的有胰酶通肠溶胶囊 | 应餐后服；健胃消食口服液，适合餐中或者饭后1~2小时服用 |
| | 胃动力促进剂常用的有多潘立酮、西沙必利、枸橼酸莫沙必利 | 应在饭前半小时左右服用，若饭后服用多潘立酮，可能会引发饥饿感而致多食，反而会加重消化不良的症状。需要特别注意的是，多潘立酮宜小剂量、短疗程使用，对于存在心电活动异常或心率异常者则应禁用。西沙必利，一日3次，餐前15~30分钟服用。枸橼酸莫沙必利，1次1片，一日3次，饭前服用 |
| 胃肠道功能保护药 | 胃肠解痉剂代表药物有曲美布丁、匹维溴铵 | 需温水整片吞服 |
| | 肠功能保护剂主要有复方谷氨酰胺胶囊 | 需饭前口服 |
| | 铝碳酸镁片 | 饭前30分钟或饭后1~2小时嚼服 |
| 抑酸药 | 奥美拉唑片 | 每日早晚餐前半小时口服 |
| | 雷贝拉唑 | 饭前1小时或睡前服 |
| | 埃索美拉唑镁 | 饭前1小时或睡前服 |

# 口腔溃疡药：配合好的生活习惯才有效

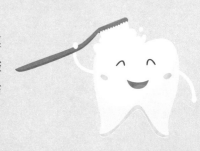

口腔溃疡又称为"口疮"，是发生在口腔黏膜上的表浅性溃疡，可因刺激性食物引发疼痛。口腔溃疡诱因可能是局部创伤、精神紧张、食物、药物、激素水平改变及营养元素缺乏等。

## 老年人口腔溃疡自愈比较难

现实生活中，患上口腔溃疡实属平常。但对免疫能力较差的老年人，自愈比较困难。对一些老年人来说，不重视口腔卫生保健，口腔溃疡会反复发作，症状难以缓解。老年人有口腔溃疡不仅影响语言、咀嚼、消化等功能，而且影响全身的营养吸收。

## 注意口腔卫生，保证充足睡眠

在平时的生活中，我们应该做好口腔溃疡的预防工作，尽量避免诱发因素，降低发生率。首先注意口腔卫生，避免损伤口腔黏膜，避免辛辣性和酸性食物以及局部刺激；其次保持好的心情；再次保证充足的睡眠，养成良好的生活习惯并注重营养的均衡性。

## 口腔溃疡局部和全身药物治疗

口腔溃疡目前尚缺乏根治的特效方法，治疗原则是消除病因、增强体质、对症治疗，以减少复发次数，减轻疼痛，促进愈合。中医治疗根据辨证论治的原则，针对不同的证型对症用药，如西瓜霜喷剂、锡类散、双料喉风散、口炎清、口腔炎喷雾剂等。

西医分局部和全身治疗，局部治疗的西药有：局部抗菌药物，包括氯己定含漱液、金霉素药膏；局部皮质类固醇，包括氢化可的松或氟羟氢化泼尼松药膜、倍氯米松含漱液或喷雾剂等；局部止痛剂，包括利多卡因、苄达明含漱液或喷雾剂、局部麻醉凝胶；其他局部抗炎制剂，包括色甘酸钠止咳糖浆、双氯芬酸、阿司匹林含漱液等。全身治疗的西药有泼尼松龙、左旋咪唑等。

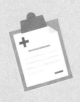

# 常见皮肤病外用药：
# 用足疗程不间断

由于免疫功能较差，老年人容易感染细菌或真菌，导致皮肤病，包括带状疱疹、湿疹、扁平苔癣等。这些皮肤病一旦发生，症状往往比较严重，有的甚至影响全身健康，所以用对药就显得很重要。皮肤病的外用药膏有很多，我们到底要怎么选、怎么用才是正确的，下面就来具体说一说。

## 不同强度的激素类药物，作用于不同部位

激素类外用药物，通常叫"某某松""某某德"，如卤米松、氟轻松、氢化可的松、地塞米松、曲安奈德等，主要用于治疗皮炎、湿疹等皮肤过敏性疾病。这些激素成分各不相同，疗效有强有弱，选择有技巧，详细见下表。

### 常用激素类药物的分类及适用部位

| 作用强度 | 代表药物 | 适用部位 |
| --- | --- | --- |
| 超强效、强效 | 丙酸氯倍他索、卤米松、氯氟舒松、戊酸倍他米松、双醋二氟松、丙酸倍氯米松、糠酸莫米松、氟轻松 | 掌跖、足后等皮肤较厚的部位 |
| 中效、弱效 | 醋酸甲泼尼松龙、醋酸地塞米松、曲安奈德、丁酸氢化可的松、丁酸氯倍他索、醋酸氢化可的松 | 面部、腹股沟、腋窝、外阴等皮肤较薄部位 |

## 外用激素药和口服一样，也有副作用

激素类药膏种类繁多，止痒效果明显，但很多人经常错用、滥用。大家要记住，癣、疱疹或皮肤细菌感染性炎症不能单独用激素，会加重病情，带来严重后果。外用激素也和口服制剂一样有较多副作用，需要在专业医生的指导下使用。但大家也不要谈激素色变，合理应用可获益良多。

皮肤病外用药种类繁多，疗效广泛，用错后果严重，所以一定要在专业医生的指导下用药。下面我们来了解一下生活中常见皮肤病外用药的分类和作用。

### 常见药膏的分类及作用

| 药膏分类 | 作用 |
|---|---|
| 金霉素软膏、红霉素软膏、莫比罗星软膏、氯霉素洗剂、氧氟沙星凝胶 | 抗细菌感染，用于皮肤感染的治疗 |
| 益康唑、酮康唑、咪康唑、特比萘芬 | 抗真菌感染，用于各种癣的治疗。用药要足疗程，过程中不间断，否则会影响疗效，造成真菌耐药，导致病情反复发作 |
| 阿昔洛韦乳膏、喷昔洛韦乳膏 | 抗病毒感染，用于单纯疱疹或带状疱疹感染的辅助治疗 |
| 5-氟尿嘧啶软膏 | 可用于老年角化病的治疗 |
| 卡泊三醇软膏 | 可用于牛皮癣（银屑病）的治疗 |

## 治疗原则：对症下药、正确剂型

**对症下药**

　　细菌感染选择抗菌药；真菌感染抗真菌；病毒感染抗病毒；过敏反应选激素或钙调磷酸酶抑制剂；治疗瘙痒选止痒剂等。

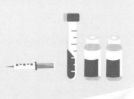

**正确剂型**

　　不同皮肤病的皮损要选择不同剂型的药，比如急性皮炎无渗出时选粉剂或洗剂；炎症重，糜烂、渗出多时宜湿敷。亚急性皮炎渗出不多时选糊剂或油剂，无糜烂时选乳剂或糊剂。慢性皮炎选乳剂、软膏、硬膏、酊剂、涂膜剂等。单纯瘙痒选乳剂、酊剂等。散剂、油剂及油性软膏在炎症早期禁用。

# 眼部外用药：能不用就不要用

对许多眼病来说，眼药水都有直接、快捷的治疗作用。眼药水，原则上是能不用就不用，没有必要常规使用。下面介绍几类常用的眼药类型及注意事项。

## 常用眼药的分类和注意事项

| 药物分类 | 代表药物 | 注意事项 |
|---|---|---|
| 治疗白内障类药物 | 卡他林（白内停）、吡诺克辛、法可来辛、谷胱甘肽、牛磺酸、维生素E、珍珠明目、麝珠明目等 | 老年人或早期白内障患者可以用，可能起到延缓病情加重的作用，但疗效不一定很好，手术是目前治疗白内障的主要方法 |
| 治疗青光眼类药物 | 毛果芸香碱、地匹福林、噻吗洛尔、肾上腺素、倍他洛尔等 | 这类药物的专业性很强，错用、滥用后果很严重，严格遵从医嘱是使用此类药物选择的最大技巧，使用后如有不适，需及时就医 |
| 抗细菌药物 | 氧氟沙星、左氧氟沙星、氯霉素、利福平、红霉素等眼药水或眼药膏 | 主要适用于眼表的细菌感染性炎症，即大家通常认为的"结膜炎"。这类药是大家平时自行使用最多的眼药，常常也能缓解眼部瘙痒等不适，但是经常不规范使用会破坏眼睛的菌种生态，所以消炎眼药水也必须根据医生的建议使用 |
| 抗真菌药物 | 那他霉素、两性霉素、大扶康（氟康唑）等 | 这类药物对真菌性眼部感染才有治疗作用，一定要明确眼部感染是真菌引起的才能用 |
| 激素 | 可的松、氟美松、妥布霉素、地塞米松等 | 主要用于过敏性炎症、非感染性炎症，外伤、手术后反应性炎症，也可以用于近视眼手术后。滴这类药一定要慎重，若是一日用4次，1次用1滴，超过4周就会诱发青光眼，甚至造成永久性视力损害，所以千万不能随便乱用 |

| 药物分类 | 代表药物 | 注意事项 |
| --- | --- | --- |
| 抗病毒药物 | 病毒唑（利巴韦林）、羟苄唑、环胞苷（安息他滨）等 | 适用于单纯疱疹性角膜炎或流行性出血性角膜炎等病症 |
| 非激素类消炎药 | 如氟比洛芬钠、双氯灭痛等 | 与激素的作用相似，主要用于非感染性炎症 |
| 其他 | 硫酸锌、人工泪液、色甘酸钠等 | 主要用于减轻视力疲劳、缓解眼干等治疗 |

## 滴眼药水的7个注意点

① 眼药水的盖子不要朝下放。

② 放在口袋等贴身的地方。

③ 按照说明书要求滴眼药。

④ 滴1滴眼药水的量正好，多滴不会增加疗效，反而可能增加副作用。

⑤ 除了即抛单次剂量的人工泪液性质的眼药水外，其他包装的眼药水都会合法含有抑菌剂（俗称防腐剂），所以不能长期使用眼药水。

⑥ 眼药水要放在阴凉、干燥、通风处，有条件可放冰箱里（4℃即可）。开封后眼药水的有效期一般为1个月，使用前要看眼药水是否清亮透明，有无变色或絮状物出现。

⑦ 每次使用后拧紧瓶盖，以防药液污染和外漏。

## 使用眼药的正确步骤

①

使用前先用皂液洗净双手，用手指轻轻下拉下眼皮。

⑥

点完眼药后最好再洗一遍手。

②

头部尽量向后仰，或平躺，将眼药滴入扒开的下眼皮和眼球之间的沟内。眼药水滴1滴，眼药膏挤1厘米，不要点在黑眼珠上，不要多点；眼药瓶嘴不可以接触眼睛或睫毛，点完后立即盖上瓶盖，以防止药瓶被细菌污染；不要与他人合用眼药，以免交叉感染。

⑤

在睁开眼睛之前，用干净的纸巾，将流到眼睛周围未被吸收的眼药擦拭干净。

③

点入眼药后，闭上眼睛至少5分钟，不要眨眼，并用手指压住内眼角2分钟左右，以减慢药液流入鼻腔。

④

若同时使用两种或两种以上眼药，两者之间应间隔至少5分钟，先滴眼药水，再挤眼药膏。

# 外伤类药物：酒精、碘伏、碘酒一次认清楚

对于外伤，如擦伤、碰伤等，我们在使用药物来处理时，应该注意哪些事项，才能使伤口快速愈合，而避免出现其他不良反应呢？

## 酒精不能用于黏膜

一般医用酒精的浓度为75%，浓度过高或过低的酒精都不适用于皮肤消毒。酒精的刺激性强，不能用于大面积的伤口，也不能用于黏膜部位。对较深的伤口来说，用酒精也不合适，因为难以到达伤口深处，还会存在破伤风的风险。如果伤口污染不严重，可以先用生理盐水冲洗，然后用酒精以伤口为中心向皮肤四周擦洗；如果伤口污染严重，可以先用双氧水冲洗，再用生理盐水冲洗，然后再用酒精消毒。

## 碘伏可以用于黏膜

医用碘伏通常浓度较低（≤1%），呈浅棕色，也是一种常用的皮肤消毒剂。碘伏的功效与碘酒类似，可用于一般外伤的消毒。与碘酒、酒精相比，碘伏的刺激性小，可直接用于皮肤、口腔黏膜处的消毒。

## 碘酒消毒有些疼

碘酒也叫碘酊，由碘、碘化钾溶解于酒精溶液而制成。碘酒有强大的杀菌作用，常用于擦伤、挫伤、割伤等一般外伤的消毒。但要注意，碘酒的刺激性较大，可能引发伤口产生强烈的烧灼疼痛感。此外，碘酒也不能与红药水同时使用，两者会发生反应生成碘化汞，容易造成汞中毒。

### 双氧水消毒深伤口

双氧水的主要成分是过氧化氢溶液。用于皮肤消毒的双氧水浓度较低（≤3%），可用来擦拭皮肤创伤面，起到清洁伤口和杀菌的作用。当皮肤出现伤口时，可以先用双氧水清洁伤口，再使用其他皮肤消毒剂。

### 紫药水别涂破损处

紫药水是由龙胆紫和水配成的溶液，杀菌力强，刺激性较小，曾是一种常用的皮肤消毒剂。但近年来，有研究认为，紫药水中的龙胆紫有潜在的致癌风险。因此，建议紫药水只能用于完整的、未破损的皮肤，不可涂抹于破损的皮肤伤口上，以免渗入体内，增加致癌风险。

### 红花油治软组织伤

红花油是一种中医外用药，有镇痛、抗炎、消肿的作用，常用于跌打扭伤导致的软组织挫伤和轻微烫伤，不能用于擦伤、割伤等有皮肤破损的外伤，也不能接触眼睛、口腔等里面的黏膜。使用时，倒几滴红花油在手掌上，轻轻揉搓双手，然后把手放在受伤处适当用力按摩。但要注意，损伤24小时内先冷敷，之后再用，否则会加重伤情。

## 红霉素软膏使用
## 不宜超过1周

红霉素是一种常用的外用抗生素，价格便宜，用途也非常广泛。对于化脓性的皮肤感染，可以把药膏薄薄涂抹于患处。对于轻微的挫伤、划伤，可以先将患处清洗消毒，再涂抹上适量药膏。对于小面积的烧伤、烫伤，可以先用冷水冲洗一下伤口再涂抹药膏。但要注意，红霉素软膏使用不宜超过1周。

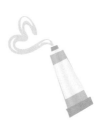

## 辣椒素软膏可治
## 肌肉拉伤

辣椒素软膏有消炎止痛的作用，可用于治疗肌肉拉伤、关节扭伤等。但必须要注意，辣椒素的刺激性很强，只能用于没有破溃的完整皮肤上。

## 云南白药气雾剂
## 先喷保险液

一盒云南白药气雾剂包括两支气雾剂，一支是保险液，一支是药液。对于扭伤、肌肉拉伤等，可以先喷保险液，缓解疼痛感，再喷云南白药药液。对于有皮肤破损、出血的伤口，不建议用云南白药气雾剂喷，可以用云南白药粉外敷，起到止血止痛和消炎的作用。

# 海淘药品：要重安全、性价比和国情

近年来，随着网络交易和境外代购的发展，"海淘"药品受到热捧。通过网络平台或者直接到境外购买洋货的"海淘"大军正逐渐壮大。常见的海淘药品，主要包括一些儿童药品、特效感冒药和抗癌药等。

由于药事管理体制的差异以及药品自身的特殊属性，"海淘"容易衍生出一系列用药风险。因此，在"海淘"药品时，大家需要做到理智对待。

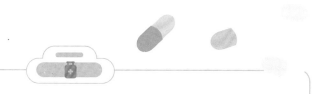

## 第一，"海淘"要重安全

患者男，72岁，因"消化道出血"入院。患者自诉，因"风湿性关节炎"持续服用网购自泰国产的"强骨力"特效风湿丸，每日3~4次，效果较为显著。该药包装说明显示，其主要成分有维生素$B_{12}$、维生素$B_1$、维生素$B_6$、地塞米松和吲哚美辛等。

吲哚美辛属于解热镇痛药，可使关节炎疼痛和肿胀减轻，但不能控制疾病发展，并且其不良反应较布洛芬、萘普生等同类药物多，老年患者更易发生毒性反应。

地塞米松属于长效糖皮质激素类，具有强大的抗炎作用，老年患者使用易发生高血压和消化道溃疡。吲哚美辛和地塞米松均可诱发消化道出血，双重药物作用的叠加是导致患者消化道出血的主要原因。

另外，"强骨力"特效风湿丸在国家药品监督管理局也没有相关的批准证明，使用起来没有安全保障。

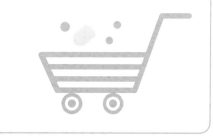

## 第二，"海淘"也要看性价比

患者女，65岁，诊断为"高血压，椎基底动脉供血不足"，擅自停服阿司匹林，改服境外购买的"仕达芙"胶囊，按包装说明，其为保健品类批准文号，其主要成分为银杏提取物。

银杏提取物的主要成分有银杏黄酮和银杏内酯，具有抗氧化、抗血小板聚集作用，常用于防治心脑血管疾病。而保健品仅具有保健功能，是不以治疗疾病为目的的食品，无法替代药物的治疗作用。患者盲目相信保健品的产品宣传，擅自停服阿司匹林，增加了发生心脑血管疾病的风险。

## 第三，"海淘"也要顾国情

患儿，1岁2个月，因患"上呼吸道感染"就诊。其父母自述患儿长期服用购自美国的复合维生素滴剂。其主要成分包括维生素A、维生素C、维生素D以及氟化钠等。由于饮食结构和户外运动的不足，儿科专家大多推荐婴幼儿常规补充维生素D以预防佝偻病，但是否应常规补充氟化钠值得商榷。

美国大多数地区属于低氟地区，需通过额外补充氟来预防儿童龋齿。而我国大部分地区属于高氟地区，过量补充氟甚至可形成氟斑牙和氟骨症，甚至导致"氟中毒"。因此，是否需要补充氟化钠，应根据当地氟水平和自身氟吸收情况而定，切勿盲目从众。

"海淘"药品一方面为我们丰富了用药的种类与选择空间，但另一方面也存在监管风险及安全隐患，在选择"海淘"药品时，需根据自身具体情况咨询医生或药师后，通过正规渠道购买，并仔细按照说明书使用，减少问题的发生。

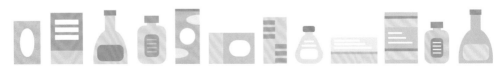

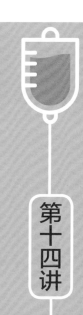

# 好心情和好睡眠是天然"良药"

# 坏情绪致命，好情绪疗伤

人的心理活动与健康有着密切的关系，《黄帝内经》中写道："百病生于气也，怒则气上，喜则气缓，悲则气消，恐则气下，寒则气收，炅则气泄，惊则气乱，劳则气耗，思则气结。"这指出了情绪对身体的定向性影响——每种情绪都会造成特定的气血运转问题，造成身体的淤堵，从而带来不同的负面影响。

## 坏情绪会使人的免疫力变差

坏情绪使人体产生大量皮质类固醇，抑制了免疫系统的功能，还抑制了球蛋白的形成，减少嗜酸性细胞，干扰白细胞的活动，从而降低人体防御效能而导致疾病。想要有一个好身体首先要有一个好心情，人在生气以至大怒时，身体会产生许多有害物质，若产生了不良情绪，就要尽量控制不良情绪的发作，防止其肆意扩张蔓延，导致心理和生理疾病。

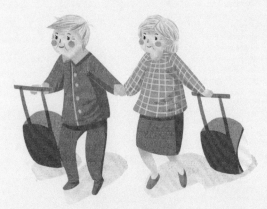

## 三分药医，七分心疗

有位心理学家曾做过一项有趣的实验，他把同一窝生的两只健壮的羊羔安排在相同的条件下生活，唯一不同的是，一只羊羔边上栓了一只狼，而另一只羊羔却看不到那只狼。前者在可怕的威胁下，不吃东西，逐渐消瘦下去，不久就死了。而另一只羊羔由于没有狼的威胁，没有这种恐惧的心理，一直生活得很好。

美国作家卡森，曾患了一种致残的颈椎病，医生预言，他存活的可能性为2‰。此后卡森就经常阅读幽默小说，看滑稽电影，每大笑一次，他就感觉病痛减轻了很多，经过一段时间的"笑疗"，他的病情逐渐好转，几年后他竟然康复了。这些例子很好地说明坏了情绪致命，好情绪疗伤。对于疾病，三分药医，七分心疗。

# 老年人情绪的5个特点

人进入老年期后，随着年龄的增长、身体健康水平的下降、社交圈子的缩小、空闲时间的增多，会出现一系列的情绪变化。但由于各自的人生经历、文化背景、生活环境、个性特征存在差异，他们所处的情绪状态又不太一样。但总体来说，有以下5个特点。

## ① 相对稳定性

老年人阅历深广，经验丰富，考虑问题全面，遇事"三思而行"，所以许多老年人遇到不愉快的事，只是"面有愠色"，不至于"暴跳如雷"，也就是内含多于外显。

## ② 具有多疑性

退休之后，有人没有思想准备，生活缺乏规律，过于悠闲和无所事事，逐渐对周围的小事过分关心，极其容易受到不良情绪的刺激，感觉身体不舒服，精神负担很重，情绪低落，因而导致病情日益加重。

## ③ 伴有孤独感

孩子长大了，离开身边；自己退休了，也离开同事了，这导致生活范围一下子缩小了，难免会寂寞孤独。

## ④ 具有多变性

有部分老年人由于大脑的衰老，思想不易集中，记忆力减退，情绪易波动多变，喜怒无常，幼稚可笑，甚至发展成老年性痴呆或老年性抑郁症。

## ⑤ 恐慌失去生命

身体各种功能的衰退，一旦患病，首先想到"自己快要完了"，因而精神萎靡、情绪低落而卧床不起，还要别人照顾，感到活着失去了意义。

# 深呼吸，锻炼腹式呼吸

维护健康的方法中，呼吸尤为重要。用腹部深呼吸，可以通过大静脉增强静脉内的环流，促进血液循环，使人体细胞得到更多的营养和氧气。

## 呼吸越深，对身体越有利

吸气的时候是交感神经在作用，呼气的时候是副交感神经在作用。因此，慢慢呼气时，身体会放松下来，呼吸越深，对身体越有利。相反，快而急促的呼吸会让线粒体在产生能量的过程中，制造很多活性氧而加快人体老化。

## 日常注意锻炼腹式呼吸

普通的呼吸是包裹肺部的胸腔前后膨胀的胸式呼吸。腹式呼吸吸气时，横膈膜向下，同时肚子鼓起；与之相反，呼气时收腹，横膈膜向上。也就是不动肋骨，横膈膜上下活动的呼吸法。如果说胸式呼吸是短呼吸，那么腹式呼吸就是深而慢的呼吸。

深而缓慢的呼吸会降低交感神经的紧张，能够让身体放松下来。交感神经紧张，人体的血液都会聚集到肌肉里，内脏就会相对贫血。所以，日常常用腹式呼吸能消除身体的紧张，给人体内部的各个脏器和细胞均衡地供血。

## "五多五少"心情好

多看一些情景喜剧类和欢乐的节目，少看一些悲伤恐惧的节目。

多从客观角度看问题，少去过度揣摩推理问题。

多回忆一些有意义的事，少琢磨一些不愉快、不顺心的事。

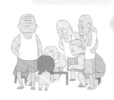

多去参加老年群体组织的有意义的活动，少和别人攀高低。

多与亲朋好友来往，多去公园广交朋友，多谈论愉快的人和事，少议论街坊四邻的长与短。

# 最怕"心有千千结"

情绪问题是很多疾病产生的诱因，日常生活中遭遇不公或不顺心的事、事业发展不如意、婚姻及家庭不幸福、遭受心理创伤等，多少都会给人造成一些心理上的伤害，特别是性格比较内向的人，遇到不开心的事情，不喜欢和别人倾诉，但自己又消化不了，这些问题成了心里解不开的结，积蓄时间久了，最终会以身体不适作为突破口表现出来。伴随这些忧愁、苦闷、抑郁而来的往往是身体的各种问题，比如头痛、胸闷、后背痛、心绞痛。

心病还需心药医，对于"心有千千结"的患者，不能只进行单纯的药物治疗，疏通心理、解开心结很重要。敞开心扉、学会倾诉、做运动等都可以作为情绪发泄的方式，有利于化解郁气，预防冠心病的发生。

## 不要忍住眼泪

哭泣在一定程度上可以缓解压力，释放悲痛、委屈、紧张、郁闷等不良情绪。有时候哭出来心情会好很多。

## 唱歌跳舞

舞蹈、音乐可以安抚悲伤的心情，能让人全身心地放松。找一首自己喜欢的曲目，高歌一曲，欢舞一场，你会觉得心中的郁闷一扫而空。

## 静静地读本书

读一本好书就像是与智者在交谈，能开阔视野、启发思维，使人在潜移默化中变得心胸开阔，心结也会慢慢解开，建议多看经典名著。

## 投入自然的怀抱

找个空闲的时间，到大自然中去，呼吸新鲜的空气，看看白云蓝天、花草虫鱼，这一切都会让你对生命有所感悟，也是缓解压力的有效方式。

# 微笑也是一种治疗方法

经常笑，可以增强身体的免疫力，提高抗病能力，一定程度上能防止衰老。遇到高兴的事情，自然地笑出来是一件好事；当感到沉重的压力时，鼓励自己笑一笑，大脑会误以为有高兴的事情而分泌喜悦和幸福的激素，心情也会好起来。

## 爱笑的人，身体不会太差

笑能够刺激副交感神经。副交感神经是在安静的状态下被激活的神经系，睡眠状态下比较活跃。在副交感神经的作用下，除了肌肉以外，内脏血管和毛细血管都会扩张，这时人体进入维护状态，能够修理身体有问题的部分，或为身体补充燃料，启动治愈功能。所以，我们要经常微笑，赶走不良情绪。

# 睡眠的误区你知道吗

## 睡前喝酒有助于睡眠

一般情况下，喝酒后会感觉疲倦和昏昏欲睡，于是很多人误以为睡前喝酒有助于睡眠。有研究者表示，睡前喝酒有助于睡眠，但是会降低夜间睡眠质量。此外，酒精具有利尿作用，睡前饮酒可能会引起夜尿增多，间接影响睡眠。

## 打呼噜是睡得香的标志

很多人认为，打呼噜是睡得香的标志。其实恰恰相反，打呼噜在医学上称为打鼾，是气道存在狭窄的重要标志，是睡眠呼吸暂停的重要症状。此类人群往往会因打呼噜引起睡眠频繁中断，深睡眠时间显著减少，同时会伴有缺氧等症状。

## 要达到最佳状态，一定要睡够8小时

每个人对需求的睡眠时间是不同的，美国纽约大学的一位精神学家表示，当你下午无聊时不会打瞌睡，这表明你的睡眠是充足的。

## 睡前看电视玩手机有助于睡眠

很多人认为，睡前看一会电视、玩会手机，放松一下有助于睡眠，然而所看的内容会导致失眠或带来压力。此外，手机或者平板这些设备发出的蓝光可能会延迟褪黑素的产生，而褪黑素有助于人体进入睡眠状态。

# 如何判断睡眠是否正常

失眠是最为多见的睡眠异常之一，在一般人群中也普遍存在，并以慢性失眠症多见。在普通人群中，失眠的发病率为4%~48%。在符合失眠症诊断的患者中，有31%~75%罹患慢性失眠症，其中2/3以上的患者病程超过一年。

## 睡眠正常的客观标准

入睡快，一般15分钟左右即可。

睡眠深，不易惊醒，即使醒了，5分钟左右后又能入睡。

睡觉的时候，无噩梦、惊梦现象，猛然醒过来以后很快忘记梦境。

成人的睡眠时间一般在6~8小时，无长期过少（＜5小时）及睡后不适感。

起床以后精神状态很好，没有疲劳的感觉。

白天工作效率高，没有睡意。

## 引起睡眠障碍的不良习惯

### 不良的睡眠习惯

第一，睡前喝咖啡、茶、能量饮料等，它们当中大多都含有咖啡因，这是一种能起到利尿、提神作用的物质。第二，睡前过度使用手机或从事容易引发人体兴奋的活动，如长时间或熬夜看刺激、精彩的视频等。第三，睡前想令人生气、焦虑的事情，这会直接导致睡眠质量下降。

### 认知偏差

指个体相关的认知模式，容易出现睡眠不足或睡眠异常，如对原发疾病本身的过度担心，以及反复思虑不愉快的事情等。这种过度担心如果不能有效逆转，可能就会发展成失眠，引起睡眠异常相关的警觉度增加，比如说睡不着，常看时钟等，或者辗转反侧，冥思苦想，过度关注身体上的"风吹草动"。

# 老年人的睡眠要保证每天7小时

　　随着年龄的增长，老年人睡眠质量会逐渐下降，而睡眠质量的高低直接影响老年人的健康状况。老年人每天的睡眠时间需保持在7小时，以满足自身机体需要，然而实际生活中多数老年人睡眠时间不足5小时。大量研究表明，如果睡眠总是少于5小时，会大大增加健康风险，其中包括增加心脏病和中风风险，还会缩短预期寿命。此外，一项最新研究显示，每天睡眠不足7小时或超过9小时，均会对视觉记忆和反应时间等认知功能产生负面影响。

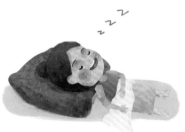

## 睡眠障碍与心血管病形影不离

**睡眠障碍和冠心病**

　　睡眠障碍可增加心血管疾病患者肾上腺素和儿茶酚胺的分泌，导致神经兴奋性高，使心跳呼吸加快、血管收缩，导致血压升高，大脑、心肌耗氧量增加，造成冠心病的发生率升高。

**睡眠障碍和心力衰竭**

　　心力衰竭和心脏功能障碍与睡眠障碍相互影响、互为因果。一方面，睡眠障碍可以明显增加心力衰竭患者恶性心血管事件的发生；另一方面，心力衰竭的临床症状也会影响睡眠。

**睡眠障碍和心律失常**

　　正常心脏节律是交感神经和副交感神经调节功能平衡的结果，睡眠障碍会过度激活交感神经，交感神经过度激活会导致期前收缩（早搏）、室性心动过速、心房颤动、心室颤动等心律失常发生。

　　因此，重视心血管疾病患者的睡眠情况非常重要，但是睡眠障碍不只是单纯的夜不能寐，入睡困难、维持睡眠困难、过早觉醒和睡后无恢复感都属于睡眠障碍的范畴。若睡眠不好，建议调整生活方式，若规律生活一段时间后仍不见效，建议在医生的帮助下保证健康的睡眠。

## 睡眠障碍与糖代谢互相影响

现已有证据表明，失眠的人群更容易表现出不同程度的胰岛素抵抗。对健康人群的研究表明，入睡困难和主观睡眠质量欠佳的患者，具有较高的空腹胰岛素水平，且失眠患者较非失眠患者2型糖尿病的患病率增高。越来越多的研究也表明，2型糖尿病患者睡眠困难的有关症状，如失眠、催眠药物使用和白天嗜睡等，比没有糖尿病的患者更常见。因此，失眠与糖代谢紊乱相互影响，糖代谢紊乱可引起失眠，失眠也可导致糖代谢紊乱。

## 长期失眠的高血压患者，血压多半降不下来

许多高血压患者合并有失眠症，以中老年人居多。现代医学认为，高血压可致大脑皮层兴奋与抑制过程失调而引起失眠。失眠对血压也有显著的影响，临床中发现，高血压患者休息得好，则血压相对平稳，长期失眠的高血压患者，血压多半控制不理想。有实验证实，睡眠时间在5~6个小时的失眠者，血压升高的危险是正常者的3.5倍；而睡眠不足5个小时的人，血压升高的危险是那些睡眠超过6个小时人的5倍。

## 睡眠障碍与跌倒和骨折

跌倒是老年人重要的健康风险，与致残率和死亡率都有关。跌倒引起的骨折和其他损伤等使身体机能下降，同时由此带来的心理负担也会使老年人的生活质量下降，丧失其独立性，给家庭和社会带来极大的负担。研究发现，老年人的失眠和睡眠障碍及催眠药物的使用与其跌倒和发生骨折的风险性增加有关，这可能是多种因素造成的，包括有失眠和睡眠障碍的老年人反应变慢、身体平衡感变差、记忆力下降、夜间起床过多和服用药物等。

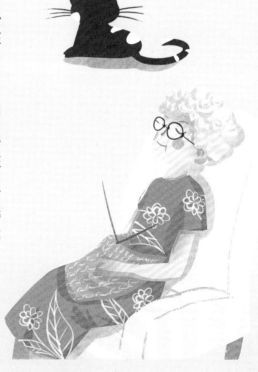

# " 3步改善睡眠质量

当患者选择和医生一起面对睡眠疾病时，患者还需要为自己做些什么呢？大致有如下3点：一是接受睡眠教育；二是改善对睡眠的认知；三是积极行动，带来变化。

## 第一步：接受睡眠教育

为什么要接受睡眠教育呢？因为睡眠教育对帮助患者建立良好的睡眠习惯和减少干扰是非常重要的，具体的建议或措施如下。

合理安排锻炼，每天至少30分钟。

睡眠时间以保证第二天精力充沛即可，限制卧床时间也可以帮助睡眠。

每天按照固定时间规律起床。

保证卧室处于有利于睡眠的舒适度（亮度、温度、噪音、被褥的质地等）。

规律进食，避免过饱或过饿。

避免睡前饮水过多，以减少去卫生间的次数。

减少饮用含咖啡因的饮料。

避免酒精。

戒烟。

不在床上思考问题或心生烦恼。

入睡困难就不要逼自己睡觉，可立即起床。

把闹钟放在看不见的地方，以防总想着时间。

避免白天打盹，困的时候站起来活动活动。

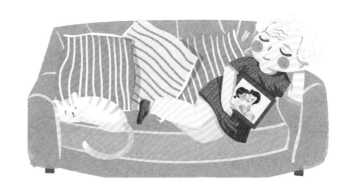

## 第二步：积极应对，调整认知

所谓的积极应对，是指患者需要反思自己对睡眠的错误认知，可以调整的方向如下。

───────────── 对失眠成因错误及正确的认知 ─────────────

| 对失眠成因的错误认知 | 对失眠成因的正确认知 |
| --- | --- |
| 我肯定缺什么才失眠的，我应该多补补（吃各种保健品） | 失眠的原因我也许可以想一想，或者和医生谈一谈 |
| 对睡眠控制感和预见性减少（担忧、无助感） | 即使睡不好也不要过度担忧 |
| 如果我一晚睡不好，它会影响我一周 | 今天睡不好不代表明天一定糟糕 |
| 对睡眠不切实际的期望 | 对睡眠不要有不切实际的期望 |
| 我每天必须睡8个小时才能保持白天好的工作状态 | 只要白天精力可以就表示我睡够了 |
| 夸大失眠的后果 | 不夸大失眠的后果 |
| 睡眠不好会给身体带来严重的疾病 | 失眠就仅仅是失眠 |
| 对改善睡眠行为的错误想法 | 对改善睡眠行为有正确想法 |
| 当我难以入睡时，我应该躺在床上努力入睡 | 我需要接纳失眠，改善情绪和心理状态 |

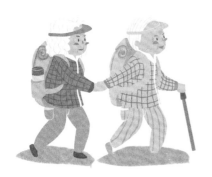

## 第三步：用具体行动调整认知

患者是不是只需要调整认知就可以了呢？显然不是，因为事情的结果是需要通过行动展现出来的。那么行动又是指什么呢？除了我们上述提到的接受睡眠教育，调整认知等之外，我们所说的行动主要指两个方面。

### 运动

有研究表明，适度的运动可能帮助睡眠，改善焦虑或抑郁的情绪，达到抗轻度焦虑或抑郁的效果。对改善睡眠而言，建议运动在傍晚前结束，避免过晚开始运动引起兴奋，影响入睡。每天有30~40分钟的运动量，如游泳、快步走，达到身上微微出汗的状态即可。

### 恢复疾病覆盖面之外的生活

如果医生做了病情评估后，认为患者可以恢复日常生活与工作，那么患者就需要着手进行恢复，包括恢复正常的作息，完成适度的家务，逐渐恢复日常的爱好，定时重返工作岗位等。开始做这些事情的时候可能会比较艰难，患者可以选择一件容易开始的事情起头，再逐渐拓宽。

### 保持良好的生活习惯

睡前关掉电视和收音机，因为安静对提高睡眠质量是非常有益的；长时间睡眠要放在晚间，因为白天打盹可能会导致夜晚睡眠时间被"剥夺"，白天的睡眠时间严格控制在1个小时以内；合理饮食，晚饭不吃过饱，睡前两小时不进食、不吸烟、不喝浓茶；调节好自己的睡眠时间，按时睡觉、起床。

# 生病了，别被恐惧打垮

人的情绪与机体健康有着极其重要的关系，良好的情绪是人的精神与身体健康的前提，反之，消极和不愉快的情绪会使人的心理失衡，导致精神活动失调，进而对机体健康产生十分不利的影响。

事实上，忧虑、恐惧、焦灼等不良情绪远比疾病更可怕，糟糕的情绪会使我们放弃努力。但当你放下烦恼，转机就会自然显露，健康也会向你走来，那些重获健康的人多是心境平和并充满希望的人。努力培养良好的情绪是获得健康的重要条件。想要获得健康、快乐的人生，可从以下几方面入手。

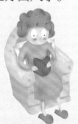

**培养良好情绪的具体方法**

| 方法分类 | 具体方法 |
|---|---|
| 培养幽默感 | 幽默感强的人，体内新陈代谢旺盛，抗病能力强，可以延缓衰老。要保证乐观向上的心态，可以通过看视频或看书来提高幽默感，在说话之前可以考虑用一种比较轻松幽默的方式来表达 |
| 增强愉快的生活体验 | 多回忆积极向上、愉快的体验有助于克服不良情绪；多看看事情的有利面，多接触正能量；多做一些自己感兴趣的事情，保持心情愉悦 |
| 使情绪获得适当的表达机会 | 在情绪不安或焦虑时不妨找好朋友说说，或找心理医生咨询，把想说的说出来，心情就会平静许多 |
| 行动转移法 | 用新的行动去转移不良情绪，如贝多芬就曾用音乐来克服失恋的痛苦 |

# 附录｜抗菌药物临床应用分级管理

## 抗菌药分级原则

**1.非限制使用：** 经临床长期应用证明安全、有效，价格相对较低的抗菌药物。

**2.限制使用：** 鉴于此类药物的抗菌特点、安全性和对细菌耐药性的影响，需对药物临床适应证或适用人群加以限制，价格相对较非限制级略高。

**3.特殊使用：** 包括某些用以治疗高度耐药菌感染的药物，一旦细菌对其出现耐药，后果严重，需严格掌握其适应证者，以及新上市的抗菌药，后者的疗效或安全性方面的临床资料尚不多，或并不优于现用药物者；药品价格相对较高。

## 非限制使用级抗菌药物一览表

| 类别 | 药名及剂型 |
| --- | --- |
| 青霉素类 | 青霉素 |
| 广谱青霉素类 | 阿莫西林、氨苄西林、哌拉西林 |
| 耐青霉素酶青霉素类 | 苯唑西林、氯唑西林 |
| 第一代头孢菌素 | 头孢氨苄、头孢唑啉、头孢拉定、头孢羟氨苄 |
| 第二代头孢菌素 | 头孢克洛、头孢呋辛 |
| 大环内酯类 | 红霉素、交沙霉素、阿奇霉素（口服剂型）、克拉霉素、罗红霉素 |
| 林可霉素类 | 克林霉素、林可霉素 |
| 其他 | 复方磺胺甲恶唑、甲硝唑、呋喃妥因、制霉菌素 |

## 限制使用级抗菌药物一览表

| 类别 | 药名及剂型 | 限用适应证、人群及其他 |
| --- | --- | --- |
| 第二代头孢菌素 | 头孢丙烯、头孢替安 | 敏感革兰阳性菌、革兰阴性菌所致感染 |
| 第三代头孢菌素 | 头孢曲松 | 敏感革兰阴性杆菌（除铜绿假单胞菌外）、革兰阳性菌所致感染 |

| 类别 | 药名及剂型 | 限用适应证、人群及其他 |
|---|---|---|
| 大环内酯类 | 阿奇霉素（注射剂） | 社区获得性肺炎、慢支急性细菌性感染等 |
| β 内酰胺类抗生素与 β 内酰胺酶抑制剂复方 | 阿莫西林/克拉维酸（口服剂型） | 产酶菌或怀疑产酶菌（不包括铜绿假单胞菌）所致感染 |
| | 氨苄西林/舒巴坦 | 产酶菌或怀疑产酶菌 |
| 磷霉素 | 磷霉素（注射剂） | 敏感革兰阳性菌（包括甲氧西林耐药葡萄球菌）和革兰阴性菌所致各种感染 |
| 氨基糖苷类 | 庆大霉素#（口服剂型） | 细菌性肠道感染 |
| | 庆大霉素（注射剂）、阿米卡星 | 革兰阴性杆菌或葡萄球菌重症感染的联合用药、尿路感染的二线用药、感染性心内膜炎的联合用药 |
| 喹诺酮类 | 诺氟沙星# | 敏感菌所致尿路感染和肠道感染、细菌性前列腺炎。小于18岁、孕妇、哺乳期女性避免用 |
| | 环丙沙星# | 敏感菌所致泌尿生殖系、呼吸、胃肠道、腹腔、皮肤、骨关节等感染、伤寒。小于18岁、孕妇、哺乳期女性避免用 |
| | 左氧氟沙星# | 敏感菌所致社区获得性肺炎、慢支急性细菌性感染、急性细菌性窦炎、单纯性和复杂性尿感、皮肤软组织感染等。小于18岁、孕妇、哺乳期女性避免用 |
| 硝基咪唑类 | 替硝唑 | 不能耐受甲硝唑的厌氧菌感染患者 |
| 吡咯类 | 氟康唑（口服剂型） | 念珠菌病、隐球菌病（包括脑膜炎）等，骨髓移植受者接受细胞毒类药物或放射治疗时预防用药 |

## 特殊级抗菌药物一览表

| 类别 | 药名及剂型 | 限用适应证、人群及其他 |
|---|---|---|
| 氟喹诺酮类 | 洛美沙星 | 敏感菌所致泌尿生殖道、呼吸道等感染 |
| 吡咯类 | 酮康唑 | 皮肤黏膜、口腔尿路念珠菌感染，芽生菌病、球孢子菌病、组织胞浆病等。注意肝功能损害 |

标注"#"的"限制使用级"抗菌药物品种，按"非限制使用级"管理，但仍应按限用适应证及限制人群使用。

图书在版编目(CIP)数据

中老年人这样用药 / 鲁翔主编. -- 南京 : 江苏凤凰科学技术出版社，2021.1
（汉竹·健康爱家系列）
ISBN 978-7-5713-1498-9

Ⅰ.①中… Ⅱ.①鲁… Ⅲ.①中年人—用药法②老年人—用药法 Ⅳ.①R452

中国版本图书馆CIP数据核字（2020）第208087号

中国健康生活图书实力品牌

**中老年人这样用药**

| | | |
|---|---|---|
| 主　　　　编 | 鲁　翔 | |
| 编　　　著 | 汉　竹 | |
| 责 任 编 辑 | 刘玉锋 | |
| 特 邀 编 辑 | 陈　岑 | |
| 责 任 校 对 | 杜秋宁 | |
| 责 任 监 制 | 刘文洋 | |

| | |
|---|---|
| 出 版 发 行 | 江苏凤凰科学技术出版社 |
| 出版社地址 | 南京市湖南路1号A楼，邮编：210009 |
| 出版社网址 | http://www.pspress.cn |
| 印　　　刷 | 合肥精艺印刷有限公司 |

| | |
|---|---|
| 开　　　本 | 720 mm × 1000 mm　1/16 |
| 印　　　张 | 13 |
| 字　　　数 | 250 000 |
| 版　　　次 | 2021年1月第1版 |
| 印　　　次 | 2021年1月第1次印刷 |

| | |
|---|---|
| 标 准 书 号 | ISBN 978-7-5713-1498-9 |
| 定　　　价 | 49.80元 |

图书如有印装质量问题，可向我社出版科调换。